U0340841

慢性气道疾病诊疗策略分析

卢健聪 ◎ 著

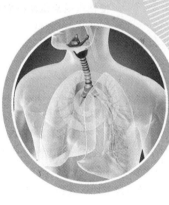

陕西新华出版传媒集团

陕西科学技术出版社
Shaanxi Science and Technology Press

—— 西安 ——

图书在版编目（CIP）数据

慢性气道疾病诊疗策略分析 / 卢健聪著 . —西安：陕西科学技术出版社，2020.8

ISBN 978-7-5369-7801-0

Ⅰ.①慢… Ⅱ.①卢… Ⅲ.①气管疾病—慢性病—诊疗 Ⅳ.①R562.1

中国版本图书馆 CIP 数据核字（2020）第 079775 号

MANXING QIDAO JIBING ZHENLIAO CELUE FENXI

慢性气道疾病诊疗策略分析

卢健聪 著

责任编辑	高 曼 孙雨来
封面设计	人文在线

出 版 者	陕西新华出版传媒集团 陕西科学技术出版社
	西安市曲江新区登高路 1388 号陕西新华出版传媒产业大厦 B 座
	电话（029）81205187 传真（029）81205155 邮编 710061
	http：//www.snstp.com
发 行 者	陕西新华出版传媒集团 陕西科学技术出版社
	电话（029）81205180 81206809
印 刷	凯德印刷（天津）有限公司
规 格	710 mm×1000 mm 16 开
印 张	12.25
字 数	220 千字
版 次	2020 年 8 月第 1 版
	2020 年 8 月第 1 次印刷
书 号	ISBN 978-7-5369-7801-0
定 价	58.00 元

| 前　言 |

慢性呼吸道疾病包括慢性阻塞性肺疾病(慢阻肺)、支气管哮喘（哮喘）、肺癌、阻塞性睡眠呼吸暂停低通气综合征、支气管扩张、肺动脉高压和职业性肺病等临床常见疾病，是全球四大慢性病之一。我国慢性呼吸道疾病患病率逐年攀升，对我国人民健康造成严重危害。吸烟与二手烟暴露、空气污染、职业暴露、人口老龄化、经济发展等是慢性呼吸道疾病的主要影响因素，而且其未来的流行状况及防治形势将更为严峻。2016 年 10 月，中共中央、国务院发布的《"健康中国 2030"规划纲要》中，明确提出到2020 年重大慢性病过早死亡率要较 2015 年降低10％、2030 年较2015 年降低 30％的工作目标。特别值得注意的是，相比于同属四大慢性病的心血管疾病、癌症、糖尿病，我国慢性呼吸道疾病的防治能力与水平严重不足，这已成为我国慢性病整体防控工作的"短板"甚至"底板"，亟须从疾病的特点来提升防治水平。

本书内容包括：慢性呼吸道疾病总论、常见症状的诊断与鉴别诊断和处理、血气分析的临床应用、肺功能测定与临床评价、呼出气一氧化氮的检测、慢性呼吸道疾病的肺部影像学检查、慢性咳嗽的诊治、如何选择合适的吸入装置，并对慢性阻塞性肺疾病、支气管哮喘、支气管扩张症等重点慢性呼吸道疾病的防治进行专门描述，提出具体的防治策略，为读者提供具有可操作性的指导。另外也介绍了无创正压通气的基本操作程序、人工通气模式与临床应用、经鼻高流量湿化氧疗的临床应用及治疗策略，最后对慢性呼吸道疾病提出具体的康复治疗策略。

为保证本书内容的科学性与权威性，笔者查阅了大量的最新文献资料，严格以国内外权威指南和专家共识为基础，结合自己的临床实践，提出切合我国实际的防治策略，经过反复多次讨论和修改，尽量做到有理可依、有据可循。

本书的编写工作得到了国内多位专家的大力支持和悉心指导，在此表示诚挚的谢意。由于本人能力水平有限、相关资料欠缺等原因，内容难免有所疏漏，书中的不足之处，恳请广大读者给予批评指正。

卢健聪

2020 年 3 月

|目　录|

第一章　慢性呼吸道疾病总论

一、定义

世界卫生组织（WHO）将慢性呼吸道疾病（chronic respiratory diseases，CRDS）定义为呼吸道和肺部其他结构的慢性疾病。最常见的病症包括慢性阻塞性肺疾病（慢阻肺）、支气管哮喘（哮喘）、肺癌、阻塞性睡眠呼吸暂停低通气综合征、支气管扩张、肺动脉高压和职业性肺病等，主要以慢阻肺和哮喘为代表。

二、慢性呼吸道疾病的流行状况

据全球疾病负担最新数据显示，2016年，中国慢性呼吸疾病患病人数为9365.50万，肺癌100.55万，结核89.5万。1990～2016年，中国慢性呼吸疾病（不含肺癌和结核）的患病人数和患病率均呈现上升趋势，患病人数从6956.33万增至9365.50万，增加34.63%（图1.1），患病率从6.12%上升至6.85%。

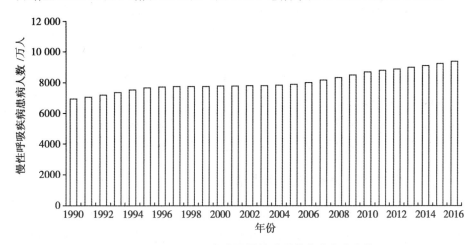

图1.1　1990～2016年中国慢性呼吸道疾病患病人数

数据来源：2016全球疾病负担研究（Global Burden of Disease Study 2016，GBD）

1

　　慢性呼吸道疾病患病人群以中老年人为主。2016 年，全球疾病负担数据显示，中国慢性呼吸道疾病患病率在 45 岁之前处于较低水平，45 岁之后开始升高，各年龄段男性患病率高于女性。其中，90～94 岁男性患病率为43.40%，女性患病率为 20.67%，男性是女性的 2.1 倍（图 1.2）。

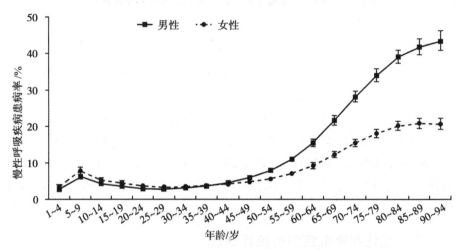

图 1.2　2016 年中国分性别、年龄别慢性呼吸道疾病患病率

数据来源：2016 全球疾病负担研究（Global Burden of Disease Study 2016，GBD）

　　最近的流行病学调查报告显示，国内 40 岁以上的人群中，每 100 人中就多达 8 人患上慢阻肺，慢阻肺的患病率正均处于较高的水平。2012～2014 年的一项调查结果显示，国内患病总数超 8000 万人，其中大于等于 20 岁的占 8.6%，大于等于 40 岁的占 13.7%。根据《中国卫生和计划生育统计年鉴 2013》和《中国卫生和计划生育统计年鉴 2016》的资料显示，作为慢性呼吸道疾病的肺癌的患病率和病死率均居首位。我国哮喘危险因素流行病学调查最近的数据表明，在我国大于 14 岁的人群中，哮喘患病率为 1.24%，各省市哮喘的患病率较 10 年之前有明显上升，哮喘已成为一个全世界的公共卫生难题，我国哮喘患者多达 3000 万，城市高于农村。

三、慢性呼吸道疾病的死亡情况

　　慢性呼吸道疾病是中国主要死因疾病之一。2004～2005 年，全国第 3 次死因调查结果显示，慢性呼吸道疾病（按 ICD10 分类，不含肺癌和结核）导致的死亡占总死亡的 15.81%，为第 3 位死因。根据 2016 年全球疾病负担数据，中国慢性呼吸疾病死亡率为 67.02/10 万，肺癌 43.20/10 万，结核

2.93/10 万。慢性呼吸道疾病死亡人数高达 91.61 万，肺癌和结核分别为 59.06 万和 4.01 万，若将肺癌和结核计入，则死亡人数高达 154.68 万。1990～2016 年，随着社会经济的发展和医疗条件的改善，慢性呼吸道疾病死亡人数从 132.14 万降至 91.61 万，下降 30.67%，年龄标化死亡率显著下降（图 1.3），肺癌死亡人数从 26.79 万增至 59.06 万，结核从 17.85 万降至 4.01 万。

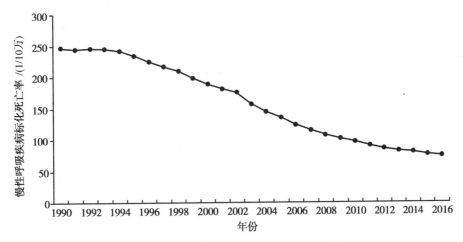

图 1.3　1990～2016 年中国慢性呼吸道疾病标化死亡率变化趋势

数据来源：2016 全球疾病负担研究（Global Burden of Disease Study 2016，GBD）

慢性呼吸道疾病死亡率随年龄增长而上升。2016 年份性别、年龄别死亡数据显示，60 岁之前死亡率较低，60 岁之后持续上升，此年龄分布特征在男性和女性均有体现，且男性死亡率高于女性（图 1.4）。

四、慢性呼吸道疾病的疾病负担

慢性呼吸道疾病因病程长、反复发作，严重影响患者的生命质量，从患病到死亡所造成的健康寿命年损失严重。2016 年全球疾病负担数据显示，中国慢性呼吸道疾病的伤残调整寿命年（disability-adjusted life years，DALYS）损失为 1781.25 万人年，其中因疾病过早死亡导致的寿命损失年（years of life lost，YLLS）为 1307.75 万人年，因疾病伤残导致的健康寿命损失年（years lived with disability，YLDS）为 473.50 万人年，肺癌 DALYS 为 1311.19 万人年（YLLS 1294.00 万人年，YLDS 17.19 万人年），结核为 174.29 万人年（YLLS 103.66 万人年，YLDS 70.63 万人年）。

3

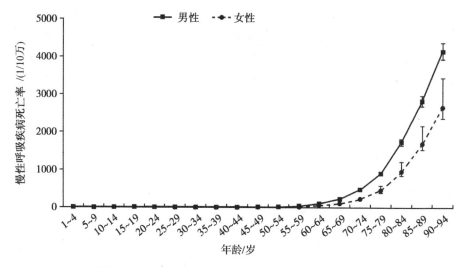

图 1.4　2016 年性别、年龄别慢性呼吸道疾病死亡率

数据来源：2016 全球疾病负担研究（Global Burden of Disease Study 2016，GBD）

慢阻肺患者生活的质量远差于健康人。我国城市慢阻肺患者的年人均直接医疗费用为 11744 元，直接非医疗费用 1570 元。在职慢阻肺患者每年因病平均误工 17d，家属因照顾患者平均每年误工 14d。呼吸系统疾病不仅给患者带来巨大的经济负担，还造成严重的生命价值损失，非小细胞肺癌晚期会造成患者和护理者生产力的严重损失。在美国，肺癌是造成生命价值损失最高的癌症，而肺癌是所有癌症中经济负担增长最快的。

五、慢性呼吸道疾病的影响因素

影响慢性呼吸道疾病的因素主要有烟草暴露（包括吸烟和二手烟暴露）、空气污染（室内和室外空气污染）、职业暴露（粉尘）、老龄化和经济状况等。各类因素影响程度不尽相同（表 1.1）。

表 1.1　慢性气道疾病的影响因素

因素	肺癌	慢阻肺	哮喘	尘肺
吸烟	有充分证据	有充分证据	有充分证据	待进一步证据明确
二手烟暴露	有充分证据	有充分证据	有充分证据	待进一步证据明确
室内空气污染	有充分证据	有充分证据	有证据提示	待进一步证据明确
室外空气污染	有证据提示	有充分证据	有充分证据	待进一步证据明确
职业暴露	有充分证据	有充分证据	有充分证据	有充分证据

因素	肺癌	慢阻肺	哮喘	尘肺
老龄化	有充分证据	有充分证据	有充分证据	有证据提示
经济状况	有证据提示	有证据提示	有证据提示	待进一步证据明确

六、慢性呼吸道疾病的防治现状

(一) 慢阻肺的防治现状

(1) 诊断严重不足：调查研究显示，在所有被诊断为慢阻肺的患者中，仅有35.1%的患者以往曾被确诊为慢阻肺，仅6.5%的患者行肺功能检查诊断，近70%的患者在诊断时为Ⅲ或Ⅳ级，均提示慢阻肺严重诊断不足。

(2) 公众知晓率低：慢阻肺的知晓率仅为1.87%。

(3) 基层医务人员缺乏健康教育意识：仅20%的基层医务人员完全了解慢阻肺的治疗原则，仅16.7%的基层医生会准确地使用准纳器和都保。

(4) 患者依从性差：仅约50%的慢阻肺患者遵医嘱用药，一旦病情缓解，42%的患者会停药，仅35.3%的社区慢阻肺患者接受吸入治疗。

(二) 哮喘的防治现状

我国仍有相当一部分哮喘患者未得到及时诊断，对十余年来我国已发表的32篇哮喘流行病学相关文献进行回顾性分析显示，在流行病学调查前，医生从未考虑过喘息性疾病的患者占1.9%～43.4%。诊断不足和管理不足是导致哮喘控制不佳的主要原因。诊断不足包括：医生对哮喘认识不足、忽略肺功能检测、医疗资源分布不合理。管理不足包括2012 ERJ显示在哮喘管理中存在"管理鸿沟"现象、高估哮喘控制水平。

七、慢性呼吸道疾病诊治的防控策略

WHO全球慢性病策略包括3个主要方面：监测、预防和管理。监测包括以下信息：①有关疾病的病因信息；②控制疾病病因、危险因素、政策和干预效果的信息；③干预资源的信息。根据不同人群制定相应的预防干预策略，主要建议包括加强部门合作，争取公众支持，针对关键危险因素（如吸烟和环境危险因素等，尤其是室内环境污染、不健康饮食、缺乏运动等）采取不同的干预策略和措施，并改善卫生服务能力，通过政策、法律、经济、健康教育和技术服务进行干预。需要建立综合的、有保障的卫生服务系统，重点是强化初级卫生保健，将主要慢性病解决在基层。

慢阻肺的危险因素包括烟草暴露、室内外空气污染等。WHO 2017 年报告指出，监测烟草暴露情况是成功控烟的基础。其内容涉及 6 大方面：监测烟草使用情况、保护人群免受烟草烟雾危害、提供戒烟帮助、警示烟草危害、禁止烟草广告与促销和提高烟税。控烟是慢阻肺最重要的防控措施，并且可以降低其他慢性呼吸疾病的发生率。具体控烟措施包括制定禁止在公共场所吸烟等相关政策法规、增加税收、在烟草包装上增加图片警示、加强控烟宣传和提供有效的控烟帮助等。

WHO 家用能源数据库对各国的家用生物能源应用情况进行监测，督促各国治理室内空气污染。改进厨房油烟清洁器和使用室内空气净化器等，可能降低不吸烟女性的慢阻肺发生情况。控制职业粉尘暴露，采取有效措施降低施工场所的粉尘浓度和加强个人防护措施等，对于降低慢阻肺总体疾病负担也具有重要的作用。

总之，慢性呼吸道疾病的预防、诊断和治疗关口要前移，做到早发现、早诊断、早治疗。重视临床诊治的规范性，提高患者的依从性。重视患者教育，加强吸入技术、肺康复等的培训。

第二章 慢性气道疾病常见症状的诊断、鉴别诊断和处理

第一节 呼吸困难

一、概述

呼吸困难（difficulty in breathing）是指患者主观上感到空气不足、呼吸费力，客观上表现为呼吸运动用力，严重时可出现张口呼吸、鼻翼扇动、端坐呼吸甚至发绀，辅助呼吸肌参与呼吸运动，并且可有呼吸频率、深度与节律的改变。急性呼吸困难为临床常见急症之一，约占内科急症的 10%～15%。呼吸困难不但影响患者的生活、学习和工作，严重者甚至会危及生命。

二、诊断及鉴别诊断（见表 2.1.1）

表 2.1.1　呼吸困难诊断及鉴别诊断

诊断	临床特点	辅助检查
上呼吸道阻塞	感染性疾病：多发于冬、春季节。起病前常有上呼吸道感染症状。可引起急性喉炎喉头水肿 非感染性疾病：多见于刺激性化学性气体吸入、药物或食物过敏以及误吸入异物等 主要表现：咽痛、声音嘶哑、异物阻塞感；以吸气性呼吸困难为主，可有"三凹征"，伴高调吸气性喉鸣音	喉镜检查：可明确喉部异物的吸入或喉部肿瘤等 血常规检查：细菌性感染性疾病白细胞总数增加，中性粒细胞高 微生物学检查：明确感染的病原体
气管、支气管阻塞	常见于气管、支气管异物，肿瘤或外压性狭窄，主要表现以吸气性呼吸困难为主。突然的呛咳、呼吸急促。气管、支气管肿瘤缓慢起病，可伴有咯血。气管支气管外压性呼吸困难，见于胸部或甲状腺手术后出血等	胸部 X 线检查（以下简称胸片）

续表

诊断	临床特点	辅助检查
慢性阻塞性肺病	呼吸困难是常见就诊原因之一。有慢性咳嗽、咳痰史，活动时或急性加重时出现呼吸困难。随着病情发展，肺功能减退，即使在休息时，呼吸困难亦难以缓解。主要表现为以呼气性呼吸困难为主，即呼气费力、呼气缓慢、呼吸时间延长，常伴有呼气期哮鸣音	肺功能测定：第一秒用力呼气容积（FEV_1）占用力肺活量（FVC）百分比是评价气流受限的敏感指标。即在吸入支气管舒张剂后，FEV_1/FVC＜70％且 FEV_1＜80％预计值可确定存在气流受限并且不能完全逆转，可诊断 COPD
支气管哮喘	多在儿童或青少年起病，反复发作喘息、气急、胸闷或咳嗽。症状发作多与接触变应原、冷空气、物理、化学性刺激、呼吸道感染或运动等因素有关。发作时两肺可闻及散在或弥漫哮鸣音，以呼气性呼吸困难为特征	支气管激发试验：FEV_1 降低≥20％，支气管舒张试验：FEV_1 增加≥12％，且绝对值增加≥200ml
气胸	自发性气胸起病急骤，胸部突感疼痛，继之呼吸困难 创伤性气胸有明确的胸背部外伤史 医源性气胸多见于在胸背部进行穿刺或封闭治疗等，误伤肺脏 肺部听诊呼吸音减弱或消失	胸片可明确诊断
胸腔积液	感染性胸腔积液常见于结核性胸膜炎、脓胸等，常有感染中毒症状（如发热等） 非感染性胸腔积液见于癌性胸膜炎、胸部外伤及低蛋白血症等 呼吸困难与胸腔积液量有关，积液量越多，呼吸困难的症状越明显	胸片及超声检查：可明确有无胸腔积液及积液量 胸腔积液检查：有利于明确胸腔积液的原因
肺炎	感染性肺炎以细菌感染常见。其他可见于病毒、支原体、真菌、衣原体及原虫等感染。患者常有发热、咳嗽、咳痰、肺部湿性啰音及实变体征等，重症肺炎可危及生命 非感染性肺炎的原因包括放射性损伤、刺激性化学气体或胃酸的吸入等，肺部受损的面积越大，则呼吸困难的程度越重	胸片：可发现病灶部位、范围等 痰液检查：有利于明确感染的病原体，指导进一步治疗
肺结核	肺结核是由结核杆菌所致，呼吸困难多见于干酪性肺炎和大量胸腔积液患者。患者可伴有咳嗽、咳痰、咯血、胸痛及发热、盗汗、消瘦等全身症状	胸片、痰液、胸腔积液检查有助于诊断

诊断	临床特点	辅助检查
肺栓塞	主要表现：不明原因的呼吸困难、胸痛、晕厥、咯血、咳嗽及心悸等。如临床同时出现呼吸困难、胸痛、咯血，应警惕"肺梗死三联征"	胸片：肺动脉高压及右心扩大征，肺动脉阻塞区域的肺纹理变细、稀疏或消失 肺动脉造影是确诊的"金标准"
心源性呼吸困难	主要由左心和（或）右心衰竭引起，尤其左心衰竭时呼吸困难更为严重 心肌炎、心肌病及心包炎等原因发生心包大量积液致心包填塞时等，使心脏舒张受限，引起体循环淤血，可发生呼吸困难	胸片：肺水肿时可见肺门影扩大、KerleyB 线等 心电图了解有无心肌梗死、心律失常 心脏超声了解心脏结构及功能
中毒性呼吸困难	代谢性酸中毒：出现规则而深长的呼吸，可伴有鼾音，称为酸中毒深大呼吸 糖尿病酮症酸中毒患者呼出的气体有烂苹果味；尿毒症中毒者，常有明显贫血、水肿等；某些药物、化学毒物可能引起酸中毒	代谢性酸中毒：血气分析、血糖、肾功能检查 吗啡类药物中毒：胃液、尿液及血液等标本的毒物检测 有机磷农药中毒：血液胆碱酯酶活力下降 一氧化碳中毒：血液碳氧血红蛋白含量增加 急性乙醇中毒：血液酒精浓度测定

三、诊断流程图（见图 2.1.1）

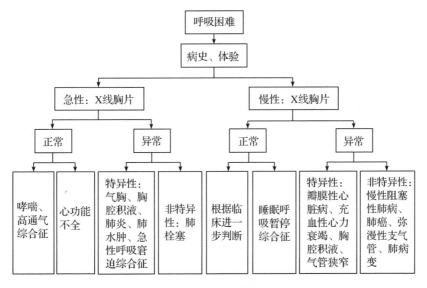

图 2.1.1 呼吸困难的诊断流程

四、处理要点

呼吸困难是急危重症，需立即处理。接诊时需迅速判断并处理可能出现的呼吸衰竭的患者；明确病因，从而针对原发病治疗，这对有效的治疗呼吸困难非常必要。

（一）卧位或半坐位休息，保持呼吸道通畅，氧疗。存在气道阻塞及气道痉挛的患者，首先需解除气道梗阻，必要时建立人工气道，缓解气道痉挛，保持气道通畅。

（二）吸氧：一般情况下可以鼻导管吸氧。Ⅰ型呼吸衰竭可以提高吸氧浓度，必要时应用文丘里面罩吸氧，氧浓度可以达到50%。Ⅱ型呼吸衰竭建议低流量（1~2L/min）、低浓度（<35%）持续给氧，避免 $PaCO_2$ 升高。

（三）积极处理原发病

1. 由心衰所致者，减轻心脏负荷

（1）吗啡：严重急性心衰时 3mg 静脉注射，必要时重复给药。

（2）利尿剂：呋塞米 20~40mg 或布美他尼 1~4mg 静脉给药。

（3）血管扩张剂：硝普钠，初始剂量 $50\mu g/min$，逐渐调整；硝酸甘油，初始剂 $20\mu g/min$，逐渐调整。

（4）正性肌力药物：毛花苷 c，0.4~0.8mg。

2. 支气管哮喘

（1）明确病因和（或）诱因，去除病因和（或）诱因。

（2）评估病情严重程度。

（3）氧疗。

（4）药物治疗，见支气管哮喘章节。

（四）纠正酸碱失衡

1. 呼吸性酸中毒：主要是改善通气状态，促进 CO_2 排出。

2. 代谢性酸中毒：可给予 5%碳酸氢钠，静脉给药。

（五）严密监测病情变化。

第二节　咳　　嗽

一、概述

咳嗽（cough）是最常见的症状，在呼吸专科门诊和社区门诊患者中，咳嗽是机体的防御性神经反射，有利于清除呼吸道有害因子分泌物，但频繁剧烈的咳嗽严重影响患者的工作、生活和社会活动。产生咳嗽病因涉及面广且复杂。只要能刺激呼吸道，并诱发咳嗽反射的物质都能引起咳嗽。例如：感冒、鼻窦炎、流感、呼吸道感染时，产生的气道分泌物刺激呼吸道可出现咳嗽，其中最为常见的病因为急性上呼吸道感染。

咳嗽通常按时间分为 3 类：急性咳嗽、亚急性咳嗽和慢性咳嗽。急性咳嗽 <3 周，亚急性咳嗽为 3~8 周，慢性咳嗽 >8 周。咳嗽按性质又可分为干咳与湿咳，一般以每天痰量大于 10ml 作为湿咳的标准。

不同类型的咳嗽具有不同的病因分布特点。通常根据胸部 X 线检查有无异常可分为 2 类：一类为 X 线胸片有明确病变者，如肺炎、肺结核、支气管肺癌等；另一类为 X 线胸片无明显异常，以咳嗽为主要或唯一症状者，即通常所说的慢性咳嗽。国内慢性咳嗽患者以 30~40 岁年龄段最多，男女比例接近，而欧美地区以 50~60 岁年龄段最多，且女性比例明显高于男性。慢性咳嗽和空气污染密切相关。慢性咳嗽可引起神经、泌尿、心血管、消化、肌肉骨骼等多个系统的并发症，如尿失禁、晕厥、失眠、焦虑等。

二、检查

通过仔细询问病史和体格检查能缩小咳嗽的诊断范围，提供病因诊断线索，甚至得出初步诊断并进行经验性治疗，或根据病史提供的线索选择有关检查，从而能更快地明确病因诊断。

（一）询问病史

询问咳嗽的持续时间、性质、音色、时相，以及诱发或加重因素、伴随症状、体位影响等，了解痰颜色及性状、液量等和有无吸烟史、环境刺激暴露、职业史，是否服用血管紧张素转换酶抑制剂（angiotensin converting enzyme inhibitor，ACEI）类药物或其他药物史等对诊断具有重要价值。询问咳嗽持续的时间可以判断急性、亚急性或慢性咳嗽，缩小诊断范围。了解咳嗽发生的时间亦有一定提示，如运动后咳嗽常见于运动性哮喘，夜间咳嗽多见于咳嗽变异性哮喘（cough variant asthma，CVA）和心脏疾病；痰量较多、咳脓性痰者应首先考虑呼吸道感染性疾病；慢性支气管炎常咳白色黏液痰，以冬、春季咳嗽为主；痰中带血或咯血者应考虑结核、支气管扩张和肺癌的可能；大量吸烟和职业性接触粉尘、化工物质容易导致过敏性咳嗽；有过敏性疾病史和家族史者应注意过敏性鼻炎和哮喘相关的咳嗽；有胃病史的患者需考虑胃食道反流性咳嗽（gastro esophageal reflux cough，GERC）；有心血管疾病史者要注意慢性心功能不全等引起的咳嗽；高血压患者服用ACEI 类药物是慢性咳嗽的常见原因之一。

（二）体格检查

包括体型、鼻、咽、喉、气管、肺部等，双肺呼吸音是否正常，有无哮鸣音、湿啰音和爆裂音。体格检查闻及呼气期哮鸣音时，提示哮喘。肺底闻及 Velcro 啰音，应考虑间质性肺疾病。肥胖体型者应注意阻塞性睡眠呼吸暂停低通气综合征（obstructive sieep apnea hypopnea syndrome，OSAHS）或胃食管反流病（gastro esophageal reflux disease，GERD）合并慢性咳嗽的可能。多数慢性咳嗽患者无异常体征。如闻及吸气期哮鸣音，要警惕中心型肺癌或支气管结核。此外也应注意有无心界扩大、期前收缩、器质性杂音等心脏体征。

（三）辅助检查

1. 诱导痰检查

最早用于支气管肺癌的诊断，通过诱导痰细胞学检查可使癌细胞检查阳性率显著增高，甚至是一些早期肺癌的唯一诊断方法。常采用超声雾化吸入高渗盐水的方法进行痰液的诱导，细胞学检查嗜酸粒细胞增高是诊 EB 的主要指标。

2. 影像学检查

X 线胸片能确定肺部病变的部位、范围与形态，得出初步诊断，指导经验性治疗和相关性检查。建议将 X 线胸片作为慢性咳嗽的常规检查，根据病变特征选择相关检查。X 线胸片若无明显病变，则按慢性咳嗽诊断程序进行检查（见慢性咳嗽诊断程序）。胸部 CT 检查有助于发现纵隔前、纵隔肿大淋巴结、后肺部病变、肺内小结节及边缘肺野内较小的肿物。高分辨率CT 有助于诊断非典型支气管扩张和早期间质性肺疾病。

3. 肺功能检查

常规肺功能正常，可通过激发试验诊断 CVA。通气功能和支气管舒张试验可帮助诊断和鉴别气道阻塞性疾病，如哮喘、慢性支气管炎和大气道肿瘤等。

4. 纤维支气管镜（简称纤支镜）检查

可有效诊断气管腔内的病变，如支气管肺癌、内膜结核、异物等。

5. 食管 24 小时 pH 值监测

能确定有无 GERD，是目前诊断 GERC 最为有效的方法。通过动态监测食管 pH 值的变化，以获得反流与咳嗽症状的相关概率，检查时实时记录反流的相关症状，明确反流时相与咳嗽的关系。

6. 咳嗽敏感性检查

通过雾化方式使受试者吸入一定量的刺激物气雾溶胶颗粒，刺激相应的咳嗽感受器而诱发咳嗽，并以咳嗽次数作为咳嗽敏感性的指标。常用辣椒素吸入进行咳嗽激发试验。咳嗽敏感性增高常见于变应性咳嗽（atopic cough，AC）、嗜酸粒细胞性支气管炎（eosinophilic bronchitis，EB）、GERD。

7. 其他检查

外周血检查嗜酸粒细胞增高提示寄生虫感染、变应性疾病。变应原皮试和血清特异性 IgE 测定有助于诊断变应性疾病和确定变应原类型。

三、诊断与治疗（见图 2.2.1）

咳嗽病因诊断流程：

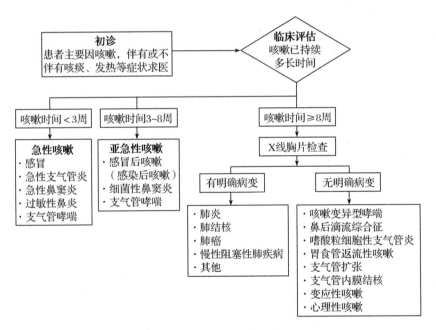

图 2.2.1　咳嗽病因诊断流程

四、急性咳嗽的诊断与治疗

急性咳嗽的病因相对简单，普通感冒（common cold）、急性气管-支气管炎（acute tracheo-bronchitis）是急性咳嗽最常见的疾病。急性咳嗽的诊断流程见图 2.2.2。

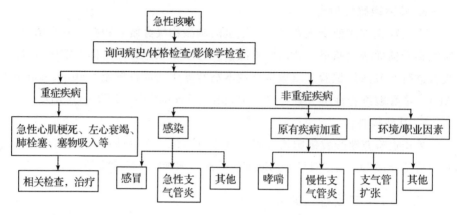

图 2.2.2　急性咳嗽的诊断流程图

（一）普通感冒

普通感冒临床表现为鼻部相关症状，如流涕、打喷嚏、鼻塞和鼻后滴流感，咽喉刺激感或不适，伴有或不伴有发热。普通感冒的咳嗽常与鼻后滴流有关。

治疗以对症治疗为主，一般无须使用抗菌药物。①减充血剂：盐酸伪麻黄麻碱（30～60mg/次，tid）等。②抗过敏药：第一代抗组胺药，如马来酸氯苯那敏（2～4mg/次，tid）等。③退热药物：解热镇痛药类。④镇咳药物：咳嗽剧烈者，必要时可使用中枢性或外周性镇咳药。临床上通常采用上述药物的复方制剂，首选第一代抗组胺药和伪麻黄碱治疗，可有效缓解打喷嚏、鼻塞等症状。

（二）急性气管-支气管炎

1. 定义

急性气管-支气管炎是由于生物性或非生物性因素引起的气管-支气管黏膜的急性炎症。病毒感染是最常见的病因，但常继发细菌感染、冷空气、粉尘及刺激性气体也可引起此病。

2. 临床表现

起病初期常有上呼吸道感染症状。随后咳嗽可渐加剧，伴或不伴咳痰，伴细菌感染者常咳黄脓痰。急性气管-支气管炎常呈自限性，全身症状可在数天内消失，但咳嗽、咳痰一般持续 2～3 周。X 线检查无明显异常或仅有肺纹理增加。查体双肺呼吸音粗，有时可闻及湿性或干性啰音。

3. 诊断

诊断主要依据临床表现，要注意与流感、肺炎、肺结核、百日咳、急性扁桃体炎等疾病的鉴别。

4. 治疗

治疗原则以对症处理为主。剧烈干咳者可适当应用镇咳剂，咳嗽有痰而不易咳出，可用祛痰药。如有细菌感染，如咳脓性痰或外周血白细胞增高者，可依据感染的病原体及药物敏感试验选择抗菌药物。在未得到病原菌阳性结果之前，可选用大环内酯类、β-内酰胺类等口服抗菌药物。伴支气管痉挛时可使用支气管舒张药物治疗。

五、亚急性咳嗽的诊断与治疗

亚急性咳嗽最常见的原因是感染后咳嗽（PIC），其次为上气道咳嗽综合征（UACS）、咳嗽变异性哮喘（CVA）等。在处理亚急性咳嗽时，首先要明确咳嗽是否继发于先前的呼吸道感染，并进行经验性治疗。治疗无效者，再考虑其他病因并参考慢性咳嗽诊断程序进行诊治。亚急性咳嗽的诊断流程见下图 2.2.3。

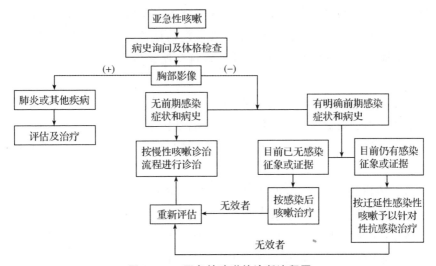

图 2.2.3　亚急性咳嗽的诊断流程图

感染后咳嗽（PIC），当呼吸道感染的急性期症状消失后，咳嗽仍然迁延不愈。除了呼吸道病毒外，其他病原体如细菌、支原体和衣原体等均可能导致此类咳嗽，其中以感冒引起的咳嗽最为常见，又有文献称之为"感冒后咳嗽"。感染后咳嗽（PIC）多表现为刺激性干咳或咳少量白色黏液痰，通

15

常持续 3～8 周时间，X 线胸片检查无异常。

感染后咳嗽（PIC）常为自限性，多能自行缓解。通常没有必要使用抗生素，但对肺炎支原体、肺炎衣原体、百日咳杆菌引起的感染后咳嗽，使用大环内酯类抗生素治疗有效。对部分咳嗽症状明显的患者可以短期应用镇咳药、抗组胺药加减充血剂等。异丙托溴铵可能对部分患者有效。

六、慢性咳嗽的诊断与治疗

慢性咳嗽是指咳嗽持续时间＞8 周，对于慢性咳嗽患者的初始处理，应遵循针对最常见病因或诱因的系统治疗流程，针对咳嗽的最常见病因，采用有顺序的方法使用特异性经验性治疗，这些治疗将在以后章节中介绍。使用有顺序的经验性治疗流程对诊断和治疗都有用。

七、临床病例分析

患者马××，男，35 岁。

（1）现病史：患者于 8 月前无明显诱因出现咳嗽，干咳为主，偶有咳少量黄痰，睡前平卧时咳嗽明显，持续约 0.5h，睡着后咳嗽减轻，闻刺激性气味后咳嗽加重，呼吸道感染后咳嗽加重，常诉"胃痛"，偶有腹泻。外院中药治疗 2 个月，咳嗽无缓解。我院门诊就诊，口服"头孢克洛、顺尔宁"1 周，咳嗽无明显缓解，"耳鼻喉科"就诊诊断为"鼻炎"，无特殊治疗。

（2）既往史：平素易反复呼吸道感染，有湿疹史、荨麻疹史，偶有鼻塞。否认药物过敏史，否认食物过敏史，否认传染病接触史。

（3）家族史：母亲闻烟味后出现咳嗽，无其他过敏性疾病及喘息性疾病史。

（4）体格检查：T36.8℃，R20 次/min，P86 次/min，BP 118/75mmHg 神志清，呼吸平顺，无鼻扇及三凹征，口周无发绀，鼻窦区轻压痛，双肺呼吸音略粗；心腹无异常，神经系统未见异常。

（5）辅助检查：血常规显示 WBC 7.25×10^9，N 49.4%，HB 125g/L，PLT 370×10^9；CRP 15mg/L；过敏原检测示食物特异性血清 IgG、食物特异性血清 IgE、吸入特异性血清 IgE 均阴性；24 小时 pH 值监测示阳性；肺通气功能正常，支气管激发试验阴性 。胸部 CT 未见异常。鼻窦 CT 见双侧上颌窦、筛窦及左侧额窦黏膜增厚，窦腔被充填，骨质未见明显破坏，所示双侧下鼻甲肥厚，颅骨结构未见异常。

（6）诊断：

①上气道咳嗽综合征

诊断依据：咳嗽时间大于 4 周，检查鼻窦区有轻压痛，鼻窦 CT 鼻窦炎改变，双侧下鼻甲肥厚。

②胃食道反流病

诊断依据：咳嗽时间大于 4 周，常诉"胃痛"，24 小时 pH 值检测阳性。

（7）诊疗经过：

①针对上气道咳嗽综合征治疗

呋麻液滴鼻，2 次/d，7d；鼻渊舒口服液，5ml/次，2 次/d，7d；孟鲁司特钠片 10mg/次，1 次/d，1～3 月；氯雷他定片 5mg/次，1 次/d，1 月；盐酸氨溴索口服溶液 10ml/次，2 次/d，1 月。

②针对胃食道反流治疗

一般治疗：抗反流饮食，少量多餐，餐后保持直立位，抬高床头避免服用抗反流药物。

药物治疗：促胃肠动力药吗丁啉，质子泵抑制剂奥美拉唑。

（8）预后：经上述治疗，患者咳嗽症状明显改善。

第三节　咯　　血

一、概述

咯血（Hemoptysis）是指喉腔、气管、支气管和肺组织出血，有咳嗽动作经口腔排出。少量咯血有时仅表现为痰中带血，大咯血时血液从口鼻涌出，常可阻塞呼吸道，造成窒息死亡。大咯血引起失血性休克而致死的较少见，更常见的是大量的血液淹溺肺泡、阻塞气道，因窒息和顽固性低氧血症而导致患者死亡。咯血量可因病因和病变性质的不同而有差异，但与病变的严重程度也不完全一致。临床上多根据咯血量将其分为：①少量咯血：24h 内咯血量≤100ml，包括痰中带血；②中等量咯血：24h 内咯血量 100～500ml；③大咯血：24h 内咯血量＞500ml 或一次咯血量≥200ml。大咯血约占全部咯血患者的 1%～4%，死亡率高达 80% 以上。临床上接诊怀疑咯血患者，首先要确定是否咯血，患者自述咯血时首先要除外口腔、鼻咽或喉部出血，必要时做局部检查以明确诊断，其次，要鉴别是咯血还是呕血。

二、诊断及鉴别诊断（见表2.3.1）

表2.3.1　常见的诊断及鉴别诊断

诊断	临床特点	辅助检查
急、慢性支气管炎	一般为少量或痰中带血，不需治疗，可自行停止，但出血量大或持续的小量咯血，须注意其他原因	实验室检查：细菌感染者白细胞、中性粒细胞可升高 胸部X：大多数为肺纹理增强
支气管扩张	有持续或反复的咳嗽、咳痰/咳脓痰。感染加重时，咳出现痰量增多和发热。体检可闻及干湿性啰音，甚至杵状指	胸部X线：显著的囊腔，腔内可存在气液平面 胸部CT：目前的主要诊断方法，可显示扩张的支气管 痰涂片、培养：可知道抗生素治疗
支气管内膜结核	大多有咯血，常有阵发性剧烈咳嗽、喘鸣、阵发性呼吸困难，可有发热。常继发于肺结核基础上	胸片X片：可见肺结核病灶，也可未见明显病灶 支气管镜检查：确诊依据。如临床高度怀疑时，虽支气管镜检查阴性，仍不能排除，可反复再行该检查
支气管肺癌	刺激性咳嗽、咳痰、血痰、咯血、气促、发热、消瘦、胸痛等；肺癌转移的相应表现和体征	胸部X线、胸部CT：发现肺部阴影 病理检查：诊断金标准。 支气管镜：对诊断、确定部位、明确手术指征有帮助 肿瘤标志物
肺结核	有咳嗽、咳痰、潮热、盗汗、乏力、纳差等结核中毒症状；结核累及胸膜可出现胸痛；有大量胸腔积液或为干酪样肺炎时，可出现呼吸困难；体征多寡不一，取决于病变性质和范围	胸部X线、胸部CT：常规首选方法，可发现结核病变范围、部位、性质等 痰结核分枝杆菌：确诊肺结核的主要方法 结核菌素试验：应用于检出结核分枝杆菌的感染，而非结核病 纤支镜：可镜下取痰、病理学检查
肺炎	通常不易引起大量咯血，此外常有发热、咳嗽、咳痰、乏力等，不同菌感染肺炎的痰性状常不一；肺感染灶常可闻及干或湿性啰音	实验室检查：血白细胞和中性粒细胞可升高 胸X线或CT：可见片状、斑片状浸润状阴影或间质性改变，伴或不伴胸腔积液 痰培养：肺炎链球菌等

续表

诊断	临床特点	辅助检查
肺脓肿	约1/3的病人伴咯血，有咳大量的脓痰或脓血痰，急性时可有高热、寒战、胸痛。慢性者脓痰量可多达300～500ml，带臭味，痰静置分层。患侧可闻及湿性啰音，初选肺实变体征，甚至出现空瓮音。慢性者多数有杵状指（趾）	实验室检查：血白细胞和中性粒细胞可升高 胸部X线/CT：大片模糊浸润阴影，脓腔内可见气液平面，空洞周围有渗出 痰培养：链球菌、葡萄球菌等
尘肺	主要发生于从事粉尘作业的工人，可有慢性、顽固性咳嗽，咳泡沫状痰、血痰或咯血，气短和胸痛。合并肺结核或支气管扩张时，可反复大量咯血	胸片：可见中下肺野呈网状、条索状或结节状阴影改变，肺门淋巴结肿大 肺功能：限制性通气功能障碍
肺血栓栓塞症	呼吸困难、胸痛、咯血、晕厥（可唯一或首发）、烦躁不安、甚至濒死感，血压下降休克；可有深静脉血栓的症状和体征	D-Dimer：升高，若<500μg/L，则有排除诊断价值 血气分析：低氧血症 X线、超声心动图、心电图 肺动脉CTA或造影：确诊
肺淤血	多有心脏病病史：如二尖瓣狭窄、左心衰、先天性心脏病等；多表现为痰中带血、小量咯血或咳粉红色泡沫痰，有气促，心尖部可闻及舒张期隆隆样杂音	脑利钠肽、肌钙蛋白升高 X线片：肺水肿 心脏彩超：心脏结构改变
肺出血型钩端螺旋体病	以青壮年为主，多有从事牧、渔业劳动者职业史，起病急骤，有高热、寒战、头疼、全身肌肉酸痛，衰弱无力、眼结膜充血、腓肠肌疼痛、淋巴结肿大等表现	胸部X片：双侧肺野斑片状模糊阴影 病原学和血清学检查有助于诊断
血液病	除咯血外，尚伴有其他部位的出血倾向。可有发热、关节骨痛、头晕、乏力等原发病相关表现	根据血常规、骨髓细胞学检查、凝血功能等检查确诊

三、诊断流程（见图 2.3.1）

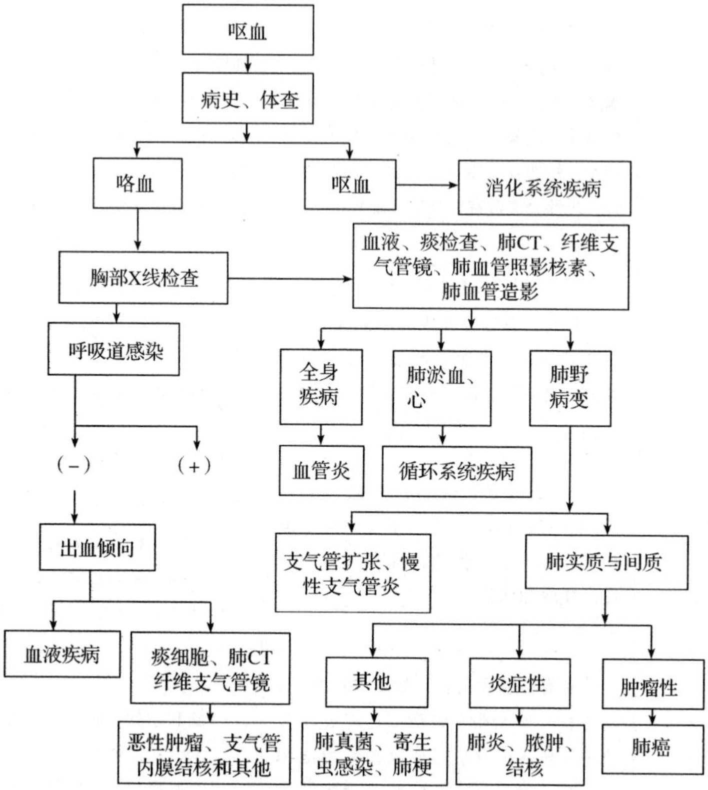

图 2.3.1　咯血诊断流程

四、处理要点

（一）一般治疗

（1）对于咯血的病人尽可能要求卧床休息，对大咯血患者要求绝对卧床，就地抢救，避免不必要的搬动而加重出血。出血部位明确的，取患侧卧位；出血部位不明时，取平卧位或半卧位。

（2）关心安慰患者，消除其紧张焦虑情绪，必要时可给予小剂量镇静剂，如地西泮 2.5mg 口服或 5～10mg 肌注，苯巴比妥钠 0.1～0.2g 肌注。

（3）原则上咯血者不使用镇咳药，应鼓励患者将血咯出，但如咯血伴频繁剧烈咳嗽，可给予可待因 15～30mg 每日 3 次口服，或含可待因复方制剂，如复方磷酸可待因口服溶液 10ml，每日 3 次，但禁用吗啡、哌替啶等，以免过度抑制咳嗽反射导致血块堵塞气道造成窒息。

20

（4）进食易消化食物，保持大便通畅，避免有力排便。大咯血期间暂禁食，禁食期间给予充足热量以保持体力。

（5）密切监测患者的意识、血压、脉搏、呼吸、体温、尿量等重要生命体征，随时做好抢救窒息的器械准备工作，尽可能准确记录出血量。

（二）止血药物的应用

1. 垂体后叶素

大咯血的首先用止血药，用法：5～10U加25％GS 20～40ml缓慢静脉注射（10～15min）；再予10～20U加入5％GS 250～500ml，缓慢静脉滴注维持，至咯血停止1～2d后停用。禁用于高血压、冠状动脉疾病、肺源性心脏病、心力衰竭和孕妇。用药期间需严密观察患者有无头疼、面色苍白、出汗、心悸、胸闷、腹痛、便意、血压升高等不良反应，应及时减慢速度或停药。

2. 酚妥拉明

直接舒张血管平滑肌，降低肺动静脉压而止血。可用10～20mg加入5％GS 250～500ml中静脉滴注，每日1次，连用5～7d。

3. 氨甲苯酸（止血芳酸）

可将100～200mg加入25％GS 20～40ml缓慢静脉注射每日1～2次；或200mg加入5％GS 250ml静脉滴注，每日1～2次。

4. 酚磺乙胺（止血敏）

能增强毛细血管抵抗力，降低毛细血管通透性，并能增强血小板聚集性和黏附性，缩短凝血时间而达到止血效果。可用0.25～0.5g肌肉注射，每日2次。

5. 巴曲酶

由巴西矛头蝮蛇的蛇毒中分离提纯的凝血酶。可静脉、肌注，也可局部使用，成人每日用量1～2kU，儿童0.3～1.2kU。

（三）维持血容量

持续大咯血出现循环血容量不足时应及时补充血容量。

（四）经支气管镜治疗

对持续咯血、诊断及出血部位不明确者，常规治疗无效或有窒息先兆者，若无严重心肺功能障碍、极度衰竭等明显禁忌，可考虑在咯血暂时缓解的间歇期行此检查，即可明确出血部位，也可以进行止血治疗。

（五）支气管动脉栓塞治疗

如常规治疗无法控制大咯血或因心肺功能不全不宜开胸手术者，可采用支气管动脉栓塞治疗。

（六）手术治疗

对反复大咯血经积极保守治疗无效，有引起窒息先兆而出血部位明确，且无手术禁忌者，可考虑急诊手术治疗。

（七）肺不张和肺炎的治疗

采用体位引流，雾化吸入，使用解痉药、祛痰药，应用抗生素预防和控制感染。

（八）病因治疗

尽快明确病因，采用相应的治疗措施。

第四节 紫 绀

一、概述

紫绀又称发绀（Cyanosis），是指血中含有过量的还原血红蛋白，致皮肤和黏膜呈不同程度的青紫样改变，紫绀可以出现在全身皮肤和黏膜，但在皮肤较薄、色素较少和毛细血管丰富的血循环末梢，如口唇、鼻尖、峡部、甲床、耳垂、舌、口腔黏膜和指（趾）末端等处较易观察且最为明显。紫绀既是症状，又是体征。

发绀的出现取决于血液内还原血红蛋白的绝对值，当毛细血管内还原血红蛋白超过 50g/L 时即出现发绀。但此症状的出现与患者血液血红蛋白总量关系很大。例如病人吸入氧能满足 120g/L 血红蛋白氧合时，病理生理上并不缺氧。如病人的血红蛋白代偿性增多（如高原居民或慢性缺氧病人）达到 180g/L 时，则 180g/L－120g/L＝60g/L 为还原血红蛋白，即出现发绀。反之，明显贫血，例如血红蛋白低于 40～50g/L 时，即使严重缺氧，也难以出现发绀。故发绀出现的程度并不能确切反映动脉血氧的量。另外，某些化学物质可引起高铁血红蛋白血症或硫化血红蛋白血症而出现发绀。

二、诊断及鉴别诊断（见表 2.4.1）

表 2.4.1　常见疾病的诊断和鉴别诊断

诊断	临床特点	辅助检查
呼吸道梗阻	突发起病，有异物吸入或炎症、过敏致上呼吸道梗阻史，表现为突发严重的呼吸困难，出现口唇、脸部紫绀，肺部可闻及哮鸣音	气道检查可见喉头水肿、异物阻塞等表现

续表

诊断	临床特点	辅助检查
支气管哮喘	反复发作胸闷、气喘、呼吸困难、咳嗽等症状，严重可短时间内出现严重呼吸困难、低氧血症，出现紫绀。发作时双肺可闻及散在或弥漫分布的呼气相哮鸣音，严重时可出现"静止肺"	支气管激发试验或运动激发试验阳性 支气管舒张试验阳性 最大呼气流量日内变异率≥20%
肺炎	可出现发热、咳嗽、咳痰、胸痛等，甚至呼吸困难、发绀。肺部病灶部位可闻及干湿性啰音，或出现肺实变体征	血常规白细胞、中性粒细胞升高 胸部 X 片、CT：病灶浸润阴影或实变影
慢性阻塞性肺疾病	多于中年后发病，好发于秋冬寒冷季节或感冒后诱发加重，反复咳嗽、咳痰，气促，可伴有胸闷，出现纳差、体重下降。肺部呈桶状胸，双肺呼吸音减弱，呼气期延长，可闻及干/湿性啰音	肺功能：吸入支气管扩张后 $FEV_1/FVC<70\%$ 胸部 CT：可见慢阻肺小气道病变的、肺气肿、并发症的表现 血气分析：判断低氧血症、酸碱失衡、呼吸衰竭的类型
胸膜疾病（大量胸腔积液、气胸）	有与体位无关的呼吸困难、胸痛等症状，体格检查示气管可移位，胸腔受累部位肋间隙可增宽或变窄，叩诊呈浊音或鼓音，呼吸音减弱或消失	胸部 X 片、CT 可见胸腔积液、积气或胸膜增厚表现
肺栓塞	常有静脉血栓的危险因素，可出现呼吸困难、胸痛、烦躁不安、咯血、晕厥等症状。可出现发绀、肺部哮鸣音或湿性啰音、心动过速、血压下降休克、颈静脉充盈或搏动等体征	D-Dimer：升高，若<500μg/L，则有排除诊断价值 血气分析：低氧血症 X 线、超声心动图、心电图 肺动脉 CTA 或造影：确诊
心力衰竭	不同原因如冠心病、高心病、心肌病等引起的心衰，临床上常可见不同程度的呼吸困难等肺淤血的表现，肺部可闻及不同程度的湿性啰音、心脏扩大、舒张期奔马律等	心电图：无特异性表现，但能帮助判断是否有心肌缺血、心梗、心律失常 脑利钠肽：升高 胸片：肺淤血 超声心动图：病因判断，评价心功能
发绀型先天性心脏病	有先天性心脏病史，可与生俱来出现或逐渐出现紫绀，有呼吸困难、胸闷、心悸、头晕、乏力、心律失常等相应的临床表现，心脏可闻及相应的心脏杂音、房颤律、期前收缩等	心电图：可见不同类型的心律失常 超声心动图：具有诊断价值 心磁共振、心导管检查

续表

诊断	临床特点	辅助检查
肢体动脉闭塞	主要表现为持续或阵发性肢端疼痛，可引起间歇性跛行、肢端紫绀	肢体血管彩超或造影可诊断
雷诺病	为阵发性、双侧对称性肢端发白、麻木与紫绀。发病部位主要限于手指与足趾，常因情绪激动或寒冷刺激诱发。冷水试验可诱发代女星的雷诺现象：苍白—紫绀—变红	无特异性检查，需除外各种原因所致的雷诺现象
高铁血红蛋白血症	有接触亚硝酸盐、氯酸钾、磺胺类、多黏菌素 B、非那西丁等药物或化学物质史，此类紫绀特点为暂时性，静脉血呈深棕色，暴露于空气中也不转变为鲜红色。静脉注射大量的维生素 C 可使紫绀显著减轻	分光镜检查证明血内高铁血红蛋白的存在

三、诊断流程（见图 2.4.1）

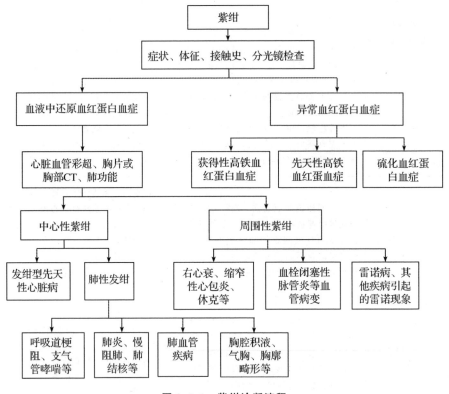

图 2.4.1　紫绀诊断流程

四、处理要点

问诊：既往健康情况、吸烟习惯和药物使用等。

初步评估：缺氧的严重程度、心肺功能、血压、脉率和血氧含量。

病因治疗：诊断原发病的治疗，是消除发绀的根本措施。

（1）急、慢性呼吸道疾病，积极改善肺功能，纠正低氧血症，如接触呼吸道梗阻，积极抗感染治疗，胸腔穿刺抽液等。

（2）强心及扩张血管治疗，改善全身及局部的微循环，消除心血管疾病引起的中枢性和周围性发绀。

（3）对先天性心血管畸形有手术指征无有禁忌症时，应行手术治疗。

（4）血管栓塞或血栓形成：无禁忌证时应抗凝、溶栓治疗。吸氧、并随时准备心肺复苏。

第三章 血气分析的临床应用

一、人体酸碱的来源

酸——挥发性酸：碳酸；非挥发性酸：固定酸（硫酸、磷酸、乳酸、丙酮酸）。

碱——有机酸盐：蔬菜、水果（柠檬酸盐、苹果酸盐）。

二、人体的缓冲系统

（1）H^+ 过剩——细胞外液缓冲作用。血浆：$NaHCO_3/H_2CO_3$；红细胞：KHb/HHb、$KHbO_2/HhbO_2$。

细胞内缓冲作用：$K^+ - H^+ - Na^+$ 交换。

肺调节作用：调节 CO_2 呼出量。

肾调节作用：维持细胞外液 $[HCO_3^-]$，肾排 H^+，重吸收 HCO_3^-（$H^+ - Na^+$ 交换）。

（2）肾小球滤液中 $NaHCO_3$ 重吸收，近曲小管的必然性重吸收，远曲小管、集合管的调节性重吸收（$H^+ - Na^+$ 交换和 $K^+ - Na^+$ 交换的竞争性）。

（3）肾小管内缓冲盐的酸化——可滴定酸的排出（Na_2HPO_4/NaH_2PO_4）。

（4）NH_4^+ 的生成及排出和 $NH_4^+ - Na^+$ 交换。

影响 HCO_3^- 重吸收的因素：$PaCO_2$、肾小管壁细胞的 CA 活性、肾小管液阴离子（Cl^-）、肾小管液阳离子（K^+）、血 $[K^+]$ $[Cl^-]$、血容量。

三、酸碱平衡与血气的常用指标

1. 血红蛋白（Hb）

$BBb = [HCO_3^-] + [Pr^-] + [Hb（克数）\times 0.42]$。Hb 每上升 1g，BB 上升 0.42mEq/L。

2. 血 pH

$pH = pH_{实测} + 0.0147 \times (37℃ - 病人的体温)$，是动脉血中 H^+ 浓度的负对数值。正常值：7.4（7.35～7.45）。异常值：＞7.45 为失代偿碱中毒

（呼碱或代碱），＜7.35 为失代偿酸中毒（呼酸或代酸）。

3. 动脉血二氧化碳分压（$PaCO_2$）

指溶解在动脉血中的 CO_2 所产生的压力。反映机体酸碱调节的呼吸因素，肺通气功能的唯一实用指标。正常值：35～45mmHg（40mmHg、海平面）。PaO_2＜60mmHg，$PaCO_2$ 正常，Ⅰ型呼吸衰竭；PaO_2＜60mmHg，$PaCO_2$＞50 mmHg，Ⅱ型呼吸衰竭。异常：$PaCO_2$≥46mmHg 呼酸，46～60mmHg 轻度呼酸，61～80mmHg 中度呼酸，＞80mmHg 重度呼酸（抑制呼吸）；$PaCO_2$≤35mmHg 呼碱。

4. 血二氧化碳总量 $T-CO_2$

正常值为 24～29mmol/L。

$= [HCO_3^-] + 溶解 CO_2 + 蛋白质氨基甲酰酯 + CO_3^{2-} + H_2CO_3$

　mEq/L: 24　　　 1.2　　　　 0.17　　　　　　 0.03　 0.0017

$= [HCO_3^-] + PaCO_2 \times 0.03$

即：$[HCO_3^-] = T-CO_2 - PaCO_2 \times 0.03$

5. 实际碳酸氢盐 AB（actual bicarbonate）（$HCO_{3\ A}^-$）

是血浆中测定的 HCO_3^- 量，反映机体酸碱调节的代谢因素，正常值为 22～27mmol/L，均值 24mmol/L，＞27mmol/L 为代碱，＜22mmol/L 为代酸。

标准碳酸氢盐 SB（standard bicarbonate）（$HCO_{3\ S}^-$）：24.2mmol/L（21.5～26.9）。

①AB＝SB＝正常：酸碱内稳正常；②AB＝SB＜正常：代酸（未代偿）；③AB＝SB＞正常：代碱（未代偿）；④AB＞SB：呼酸或代偿性代碱；⑤AB＜SB：呼碱或代偿性代酸。

6. 剩余碱 BE：±3mmol/L

7. 动脉血氧分压 PaO_2

指溶解于动脉血中的氧所产生的压力（表3.1）。反映肺通气（摄氧）和换气功能，正常值为 80～100mmHg（海平面），正常预期值＝104.2－（0.27×年龄）[坐位]；正常预期值＝103.5－（0.42×年龄）[平卧位]，见表3.1。低氧血症：PaO_2≤79mmHg，60～79mmHg 为轻度；40～59mmHg 为中度；呼吸衰竭；＜40mmHg 为重度；＜20mmHg 生命难以维持。

表 3.1　不同大气压下动静脉血氧分压及氧含量

项目	1个大气压	纯氧	2个大气压	3个大气压
吸入气氧分压	150	713	1426	2139
动脉血氧分压	100	600	1313	2026
动脉血氧含量/%	19.3	21.3	23.4	25.5

续表

项目	1个大气压	纯氧	2个大气压	3个大气压
静脉血氧含量/%	14.3	16.3	18.4	20.5
静脉血氧分压	39	48	68	360

8. 阴离子隙 AG（anion gap）

是细胞外液未测定的阴离子和未测定的阳离子的浓度差。AG＝Na^+－（Cl^-＋HCO_3^-），正常值：AG 12±4（8－16）mmol/L，异常：AG＞16mmol/L为高 AG 代酸。

9. 尿 pH：5.0～7.0（最大范围：4.5～8）

10. 肺泡气动脉血氧分压差 $P_{(A-a)}O_2$：＝（P_B－47）×FiO_2－$PaCO_2$/R－PaO_2

FiO_2＝0.21 时，$P_{(A-a)}O_2$＜20mmHg；FiO_2＝1.0 时，$P_{(A-a)}O_2$＜50mmHg

注：FiO_2＝0.21＋氧流量（升/分）×4。

氧合指标：PaO_2/FiO_2＞400（PaO_2＝FiO_2×4 或 5）。PaO_2/F_AO_2 为 0.93。

四、酸碱失衡类型的判断及原因分析（见表3.2，3.3）

表 3.2　酸碱失衡的类型和原因

酸碱失衡的类型	酸碱失衡的原因
获酸性代酸	肾衰、酮症酸中毒（饥饿、糖尿病、酒精中毒）、乳酸中毒、高渗性非酮症性昏迷、水杨酸中毒
失碱性代酸	肾小管酸中毒、腹泻、肠瘘及外科引流、碳酸酐酶抑制剂
代碱	碱性药物摄入太多、呕吐及胃吸入致 H^+ 丢失太多、某些利尿剂（汞利尿剂、噻嗪类）致血 Cl^- 降低、低血钾、肾上腺皮质功能亢进、纠正呼酸时 $PaCO_2$ 下降过快
呼酸	呼吸中枢抑制（麻醉剂、安眠药过量）、呼吸肌麻痹（低血钾、肌肉病变、格巴综合征）、呼吸运动障碍（脊柱后凸、硬皮病、挤压伤）、肺活动受限（胸积液、气胸）、肺部疾患（COPD、重症肺炎、肺水肿）、气道阻塞
呼碱	过度通气综合征（精神紧张、焦虑）、原发性中枢神经病变（脑炎、出血、颅内手术）、水杨酸盐中毒、机械性过度通气、高热、哮喘早期、甲亢、严重贫血

表 3.3　酸碱失衡的代偿预计公式

异常	预期代偿反应	校正因子
代谢性酸中毒	$PaCO_2$＝（1.5×[HCO_3^-]）＋8	±2
急性呼吸性酸中毒	[HCO_3^-]＝24＋（$PaCO_2$－40）/10	±3

续表

异常	预期代偿反应	校正因子
慢性呼吸性酸中毒（3～5d）	$[HCO_3^-]=24+3.5\times[(PaCO_2-40)/10]$	±5.58
代谢性碱中毒	$PaCO_2=40+0.9\times(HCO_3^--24)$	±5
急性呼吸性碱中毒	$[HCO_3^-]=24-2\times[(40-PaCO_2)/10]$	±2.5
慢性呼吸性碱中毒	$[HCO_3^-]=24-5\times[(40-PaCO_2)/10]$	±2.5

五、三重酸碱失衡

呼酸型：呼酸：$PaCO_2$ 上升　代酸：AG 上升

代碱：HCO_3^- 潜在比呼酸代偿公式计算出 HCO_3^- 预计高

HCO_3^- 潜在 = HCO_3^- 实测 + AG　　　　　AG = AG 实测 − 12

呼碱型：呼碱：$PaCO_2$ 下降　代酸：AG 上升

代碱：HCO_3^- 潜在比呼酸代偿公式计算出 HCO_3^- 预计高

故：当 AG 上升又有呼衰存在时，一定要计算 HCO_3^- 潜在。

六、静脉血气与动脉血气的差别（表 3.4）

表 3.4　静脉血气与动脉血气的差别

一般情况时	动脉血	静脉血
pH	7.35～7.45	较动脉血低 0.03～0.05
PaO_2	>48mmHg	各处不一，25～45mmHg
$PaCO_2$	35～45mmHg	较动脉血高 5～7mmHg
HCO_3^-	22～27mmol/L	大致相等，高 1～2mmol/L

静脉血 PO_2（PvO_2）不仅受呼吸功能影响而且可受循环功能影响。呼吸功能正常的病人，当休克（微循环障碍）时，由于血液在毛细血管停留时间延长、组织利用氧增加，可出现 PaO_2 正常，而 PvO_2 明显降低。因此在判断呼吸功能时，一定要用 PaO_2，决不能用 PvO_2 替代。当循环功能不好时，动脉和中心静脉之间的 △PH、△PCO_2、△HCO_3^- 差值会增大，提示预后不好。静脉血气分析只能用于判断酸碱失衡，不能用于判断呼吸功能。

七、血气分析六步法

（1）评估血气数值的内在一致性。（检测是否准确？）

（2）是否存在酸碱失衡？碱血或酸血症？

（3）判断原发失衡是呼吸还是代谢性？（结合病史及 $PaCO_2$、pH 变化方向。）

（4）针对原发异常是否产生适当的代偿。

（5）计算阴离子间隙，了解有无高 AG 代酸。

（6）如果 AG 升高，计算潜在 HCO_3^-，判断有无其他代酸或代碱。

八、举例分析

例 1：82 岁，男性，COPD 患者，气促 1d 入院。

查血气分析及电解质：

pH 7.28，$PaCO_2$ 75mmHg，PO_2 90mmHg，HCO_3 - 34mmol/L。

Na^+ 139mmol/L，K^+ 4.5mmol/L，Cl^- 96mmol/L

第一步：评估血气数值的内在一致性（见下表 3.5）。

$$[H^+] = 24 \times (PaCO_2) / [HCO_3] = 24 \times 75/34 = 53$$

表 3.5 pH 与氢离子的浓度换算表

pH 7.28

pH	估测 $[H^+]$（mmol/L）
7.00	100
7.05	89
7.10	79
7.15	71
7.20	63
7.25	56
7.30	50
7.35	45
7.40	40
7.45	35
7.50	32
7.55	28
7.60	25
7.65	22

pH 和 $[H^+]$ 数值一致，该血气结果正确。

第二步：根据 pH 值判定是否存在碱血症或酸血症。

pH 7.28，<7.35 酸血症。

第三步：是否存在呼吸或代谢紊乱（见下表 3.6）。

表 3.6 pH 与 $PaCO_2$ 改变时的酸碱类型

pH 7.28，$PaCO_2$ 75mmHg
原发呼吸性酸中毒

酸中毒	呼吸性	pH 下降	$PaCO_2$ 上升
酸中毒	代谢性	pH 下降	$PaCO_2$ 下降
碱中毒	呼吸性	pH 上升	$PaCO_2$ 下降
碱中毒	代谢性	pH 上升	$PaCO_2$ 上升

第四步：针对原发异常是否产生适当的代偿。

$[HCO_3^-]=24+3.5\times[(PaCO_2-40)/10]\pm5.58=24+3.5\times[(75-40)/10]\pm5.58=30.67\sim41.83$，实测 HCO_3^- 34 mmol/L，在代偿范围内，不存在代谢性酸、碱中毒。

第五步：计算 AG。

$AG=[Na^+]-([Cl^-]+[HCO_{3-}])=139-(96+34)=9$，AG 无升高。

因为血气结果不存在高 AG 代酸，无须进行第六步判断。

结论：COPD 导致的单纯慢性呼吸性酸中毒。

例 2：32 岁，男性，慢性饮酒病史，恶心、呕吐、腹痛 3d 就诊。

查血气及电解质：

pH 7.25，$PaCO_2$ 10 mmHg，HCO_3^- 4 mmol/L，K^+ 3.9mmol/L，Na^+ 132mmol/L，Cl^- 82mmol/L。

第一步：评估血气数值的内在一致性。

$[H^+]=24\times(PaCO_2)/[HCO_3^-]=24\times10/4=60$。

pH 7.25，pH 和 $[H^+]$ 数值一致，该血气结果正确。

第二步：根据 pH 值判定是否存在碱血症或酸血症。

pH 7.25＜7.35，酸血症。

第三步：是否存在呼吸或代谢紊乱。

pH 7.25，$PaCO_2$ 10mmHg

原发代谢性酸中毒。

第四步：针对原发异常是否产生适当的代偿。

$PaCO_2=(1.5\times[HCO_3^-])+8\pm2=(1.5\times4)+8\pm2=12\sim16$。

$PaCO_2＜12$，提示患者在代偿之外，本身还存在呼碱。

第五步：存在代谢性酸中毒，计算 AG。

$AG=[Na^+]-([Cl^-]+[HCO_3^-])=132-(82+4)=46$。

$AG＞12\pm4$，为高 AG 代酸。

第六步：AG 升高，计算潜在 HCO_3^-。

潜在 HCO_3^- ＝实测 HCO_3^- ＋△AG＝4＋（46－12）＝38，升高，所以还有代碱存在。

结论：高 AG 代酸＋呼碱＋代碱。

第四章 肺功能测定与临床评价

肺功能检测 (pulmonary function test, PFT) 主要指肺容量、肺通气、肺换气的测定，还包含支气管舒张试验、支气管激发试验及心肺运动试验测定等。肺功能的检测在呼吸系统疾病的诊断、鉴别诊断、严重程度判断及术前评估等方面发挥着不可替代的作用。PFT 通常用来评估症状，如慢性持续性咳嗽、哮鸣、呼吸困难、劳力性咳嗽或胸痛；客观评价支气管舒张剂治疗；评估接触粉尘或化学物质的影响；用于胸部或上腹部手术前的评估；评价呼吸功能的损害；监测病程和疗效。严重低氧血症、巨大肺大疱、气胸、急性心梗、高血压危象、2 周内大咯血、活动性消化道出血、1 月内胸腹腔及开颅手术等是检查的禁忌证。临床上常用的肺功能检查诊断方法见下表 4.1。

表 4.1　临床上常用的肺功能检查诊断方法

检查目的	可选用的检查方法	疾病举例
判断有无气流受限	肺通气功能检查	哮喘
判断有无肺活量减少	肺通气功能检查	肺间质性病变
肺通气功能损害的程度	肺通气功能检查	COPD
呼吸困难是否因肺功能损害所致	肺通气功能检查	气促查因
上气道阻塞的部位	肺通气功能检查	气管病变
气道反应性有无增高	支气管激发试验	哮喘
气道阻塞能否可逆	支气管舒张试验	哮喘
气道阻塞有无时间节律变异	PEF 变异率测定	哮喘
肺气体交换能力	弥散功能检查	肺间质性病变
判断有无肺泡结构破坏	弥散功能检查	肺气肿
判断有无肺过度充气	肺残气容积检查	COPD
了解肺容积改变	肺残气容积检查	肺间质性病变

一、肺容积 (量)

肺容量 (lung volume) 是由 2 个或 2 个以上的基础肺容积 (lung capacity) 指标相加组成，例如，肺活量＝潮气量＋补呼气量＋补吸气量，深吸气量＝潮气量＋补吸气量。一次平静呼吸时所吸入或呼出的气体量即为潮气量，平静吸气末再尽力吸入的气体量为补吸气量，同理，平静呼气末继续用力呼出的气体量为补呼气量，补呼气后仍残留在肺内无法呼出的气体量即为残气量（RV）。这4个指标相加即得出肺总量（TLC），即气道及肺部所能容纳的最大气体量。常用的容积参数见下表4.2。

表 4.2　常用的肺容积参数

容积参数	简写	定　义
潮气量	VT	静息呼吸时每次吸入或呼出的气体容积
补吸气量	IRV	平静吸气末用力吸气所能吸入的最大气容积
补呼气量	ERV	平静呼气末用力呼气所能呼出的最大气容积
残气量	RV	尽力呼气末肺内残留的气量
深吸气量	IC	平静呼气末用力吸气所能吸入的最大气容积
功能残气量	FRV	平静呼气后肺内残留的气量
肺活量	VC	尽力深吸气后作深慢呼气所能呼出的最大气容积，也称为慢肺活量
肺总量	TLC	尽力深吸气末肺内的气量

潮气量、深吸气量、补呼气量和肺活量可直接通过肺量计测得，而残气量测定则要应用气体稀释法或体容积描记法测定。肺容量的测定通常可以反映胸廓的活动情况及肺和胸廓的弹性变化。因此，胸、肺部疾病引起的呼吸生理机制的改变常反映为肺容量的变化（见图4.1）。

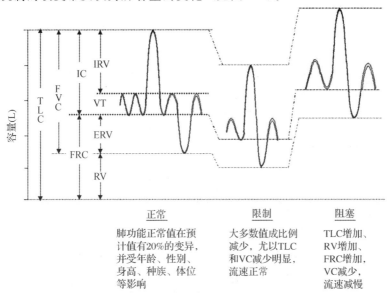

图 4.1　胸肺部疾患引起呼吸生理的改变常表现为肺容量的变化

二、肺通气功能测定

通气指肺脏吸入外界含氧量较高的新鲜空气，同时将肺泡内含氧量较低而 CO_2 较高的气体排出体外。它是机体与外界气体交换过程中的重要一环。相较肺容积参数，其实临床上应用更多的是通气参数，包括用力肺活量（FVC）、1 秒量（FEV_1）、1 秒率（FEV_1/FVC）、最大呼气中期流量（MMEF）、呼气峰值流量（PEF）、25% 肺活量时的最大瞬间呼气流量（FEF25%）、最大通气量（MVV）等。

1. 用力肺活量（forced vital capacity，FVC）

指最大吸气至肺总量（TLC）位后以最大力气、最快速度呼出至 RV 的呼出气量，临床上常用来代替肺活量，见图 4.2。在正常情况下，用力肺活量（FVC）与肺活量（VC）一致，但在气流阻塞的情况下，用力呼气可致气道陷闭，从而导致 FVC 下降，VC 可略大于 FVC。

2. 第 1 秒用力呼气容积（FEV_1）

指最大吸气至 TLC 位后 1 秒内的最快速呼气量，简称 1 秒量，它是判断肺通气功能损害程度和气道可逆性的最常用参数，见图 4.2。3 秒呼气容积为 FEV_3，6 秒呼气容积为 FEV_6，健康人 6 秒内能呼出全部 FVC，可作为 FVC 完成质量的参数，但严重气流阻塞患者充分完成 FVC 时间明显延长，甚至 20 秒以上，由于呼气时间太长，患者难以忍受，因此可用 FEV6 取代 FVC 进行 1 秒率的计算。

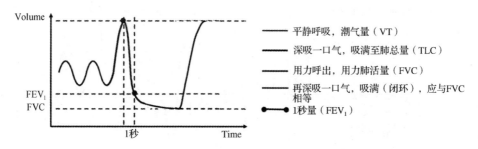

图 4.2　容积-时间曲线图

3. 1 秒率

是指第 1 秒用力呼气容积与用力肺活量或肺活量的比值（FEV_1/FVC 或 FEV_1/VC），常用以区分阻塞性还是限制性通气功能障碍。

4. 最大通气量（maximal voluntary ventilation，MVV）

指 1 min 内以尽可能快的速度和尽可能深的幅度重复最大自主努力呼吸所

得到的通气量，即潮气量与呼吸频率的乘积。MVV 的大小与呼吸肌力量、胸廓弹性、肺组织弹性和气道阻力均相关，是一项综合评价肺通气功能储备量的指标，是临床上评估患者能否进行开胸手术的重要指标。MVV 实测值占预计值的 80% 以上为正常，有学者建议当 MVV>65% 预计值可行全肺切除；MVV>50% 预计值可行肺叶切除；MVV<50% 预计值一般不宜做肺切除手术。

5. 最大呼气中期流量（maximal mid expiratory flow，MMEF）

如图 4.3 流量-容积曲线（flow-volume curve，F－V 曲线）所示，横向虚线把 FVC 平分为 4 等份，取第 2 与第 3 等份，及 25%FVC～75%FVC，除以用力呼出此 2 等份所需的时间，即为最大呼气中期流量，最大呼气中段曲线处于 FVC 非用力依赖部分，流量受小气道直径所影响，流量下降反映小气道的阻塞。

6. 呼气峰值流量（peak expiratory flow，PEF）

是指用力呼气时的流速最快时的瞬间流速，主要用以反映呼吸肌有无力量及气道有无阻塞。成人平均每日昼夜 PEF 变异率（连续 7 日，每日 PEF 昼夜变异率之和/7）>10%，或者周变异率 {（2 周内最高 PEF 值－最低 PEF 值)/[（2 周内最高 PEF 值＋最低 PEF)×1/2]×100%}>20%，可协助诊断哮喘。哮喘患者应长期监测 PEF 的变化，若发现 PEF、测定值明显降低，或 PEF1 天内的变异增大，均提示病情加重，须行相应处理。

7. 用力呼气 25% 肺活量的瞬间流速（forced expiratory flow after 25% of the FVC has been exhaled，FEF25%）

反映呼气早期的流速指标，FEF50% 反映呼气中期的流速指标，FEF75% 反映呼气末期的流速指标，见图 4.3。PEF 和 FEF 取决于呼气力量、大小气道的通畅程度和肺弹性等共同作用。

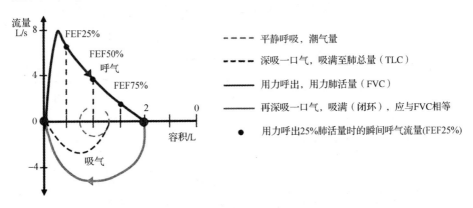

图 4.3　流量-容积曲线图

三、肺通气功能的评价

1. 通气功能障碍有 3 种类型

（1）限制性肺通气功能障碍。指由于肺泡扩张受限而引起的通气功能障碍，TLC 小于 80％的预测值为诊断标准。临床上常用 VC 或 FVC 小于 80％的预测值作为诊断标准，但不太准确，某些肺气肿患者，有气吹不出来，他的 VC 很小，但是残气量非常大，他并没有限制性通气功能障碍。常见原因：①肺间质性疾病，如间质性肺炎、肺纤维化、肺水肿、硅肺等；②肺内占位性病变或肺叶切除后；③胸膜疾病，如胸腔积液、气胸、胸膜肿瘤等；④胸壁脊柱疾病，如脊柱畸形、强直性脊柱炎等；⑤其他，如肥胖、腹水、妊娠及神经肌肉疾病等。

（2）阻塞性肺通气功能障碍。指由于气道狭窄或阻塞而引起的通气功能障碍，以 FEV_1/FVC 下降为诊断标准。若 FEV_1/FVC 低于预计值的 92％，即使 FEV_1 占预计值百分比 ＞80％ 也可判断为阻塞性通气功能障碍，FVC、VC 可在正常范围或只轻度下降。F－V 曲线的特征性改变为呼气相降支向内凹陷，气流受限越严重凹陷越明显（图 4.4）。常见原因有：①气管及支气管疾病，如气管肿瘤、狭窄、哮喘、慢支等；②肺气肿、肺大疱；③上呼吸道疾病，如咽喉炎、肿瘤等。

（3）混合性肺通气功能障碍。即阻塞性通气功能障碍和限制性通气功能障碍同时存在。

现将各种类型通气功能障碍的肺功能指标的变化归纳于表 4.3 及图 4.4。

表 4.3　各种肺通气功能障碍的判断与鉴别

	阻塞性通气功能障碍	限制性通气功能障碍	混合性通气功能障碍
病因	阻塞性呼吸道疾病，（慢阻肺，哮喘）	弥漫性肺间质纤维化，肺切除术后、肺水肿；胸腔、胸廓疾病	兼有阻塞限制 2 种因素
通气功能特征	呼气流量降低	肺总量，肺活量降低，呼气流量正常	呼气流量降低，肺总量，肺活量降低
FVC，VC	正常或↓	↓↓	↓～↓↓
MVV	↓～↓↓	正常或↓	↓～↓↓
FEV_1/FVC	↓～↓↓	正常或↑	↓～↓↓
RV	↑	正常或↓	不定
TLC	正常或↑	↓	不定

注：↓轻度降低，↓↓明显降低；↑轻度升高，↑↑明显升高。

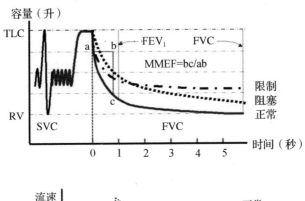

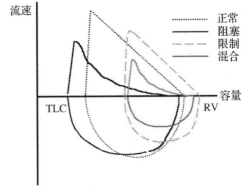

图 4.4　不同类型通气功能障碍的容量时间曲线和流速容量曲线

2. 通气功能障碍的程度

肺功能中，理论上应该是实际检测值≥正常值下限（LLN）为正常。但由于计算烦琐，临床上为了方便，还是采用 FVC、$FEV_1 \geqslant 80\%$ 预计值为正常。FEV_1/FVC 无公认标准，原则上应结合病史和其他肺功能指标、检查图形进行诊断，我国肺功能检查指南推荐以 $FEV_1/FVC > 92\%$ 预计值为正常，避免与慢阻肺的诊断标准（$FEV_1/FVC < 0.7$）混淆。不管是正常值下限还是预计值，都是建立在国人数据的基础上，经性别、年龄、身高、体重调整得到的预计水平，因此肺功能报告才必须有受检者的一般状况信息。

FEV_1 决定通气功能障碍的严重程度，不管是阻塞性、限制性还是混合性，严重程度都是根据 FEV_1 来划分。但需要注意的是肺功能分度和 COPD 严重程度分度不一样，前者是 5 分类（舒张前），后者是 4 分类（舒张后），见表 4.4。

表 4.4　GOLD 分级和肺功能分度的区别

GOLD 分级，按舒张后 FEV$_1$ 判定	肺功能分度，按舒张前 FEV$_1$ 判定
≥80％ 预计值轻度	≥70％ 预计值轻度
<80％ 预计值中度	<70％预计值中度
	<60％ 预计值中重度
<50％ 预计值重度	<50％预计值重度
<30％ 预计值极重度	<35％预计值极重度

四、特殊类型的通气功能障碍

1. 小气道病变

小气道是指直径小于 2mm 的支气管和细支气管。由于气道阻力与气管的横截面积成反比，而小气道的总横截面积比直径大于 2mm 的气道的总横截面积大得多，导致小气管阻力仅占气道总阻力的 10％～20％，因此早期其异常变化，通气功能改变也不显著（FVC、FEV$_1$ 及 FEV$_1$/FVC 尚在正常范围），不易通过常规肺功能测定方法检测出，通过下列方法测定。

（1）闭合容积（CV），因测定方法繁杂，现已少用，故略。

（2）最大呼气流量—容积曲线（F－V 曲线）的低肺容量段的呼气流量与用力无关，而主要受小气道口径和肺泡弹性回缩力的影响。用以检测小气道功能的指标通常为 MMEF、FEF50％和 FEF75％，如以上 3 项指标中有 2 项小于正常值 80％以下，可判断为小气道功能障碍，提示小气道有阻塞。

2. 上气道梗阻（upper airway obstruction，UAO）

上气道定义为从气管隆嵴以上至声门的气道部分。可表现为 3 种不同的图形改变：可变胸外型阻塞、可变胸内型阻塞和固定型阻塞。胸腔入口投影于前胸胸骨上切迹以上 1～3cm，位于第 1 胸椎水平，上气道被胸腔入口分成胸腔内和胸腔外部分。依梗阻时受吸气或呼气流速的影响与否可分为固定型或可变型。

可变胸外型阻塞：F－V 曲线表现为最大吸气曲线的平台样改变，图 4.5。在吸气时胸廓扩张期间，位于胸腔外的上气道部分其管腔内为负压低于管腔外大气压，导致这部分上气道的管腔直径减小，从而加剧任何阻塞性病变对该部位吸气相气流受限的影响。湍流和文丘里效应都将引起气管内压下降，引起进一步的气道缩窄和气流受限。由于胸外型阻塞表现为吸气、呼吸困难，临床上出现三凹征，喉头部可闻及吸气相喘鸣音，临床上较易发现及处理。可表现为该图形的疾病包括喉软化症、胸腔外气管软化，以及结构性或功能性声带异常。

可变型胸内型阻塞：F－V曲线表现为最大呼气曲线的平台样改变，如图4.5，是由呼气流量受限所致。机制与胸外阻塞相反，在吸气相，胸内气管周围的胸膜腔压力相对气管内压为负压，因此不会限制吸气气流。相反，用力呼气时胸膜腔压力相对气道压力变为正压，遇到气流受限，且该部位的任何阻塞性病变都将加重对呼气相气流受限的影响。胸内型阻塞临床上不易诊断，易被误诊为COPD或哮喘等疾病而延误治疗，应引起临床重视。可表现为该图形的疾病包括胸腔内气道气管软化、支气管源性囊肿或气管恶性病变。

固定型上气道阻塞：固定的气管病变可能限制跨壁压对气道管腔直径的调节作用。气道阻塞病变部位较广泛或因病变部位较僵硬，气流受限不再受呼吸时相的影响时在其图形中，吸气和呼气时气流均受到限制，则为固定型气道阻塞。F－V曲线的上下2支均变扁平，见图4.5。常见疾病包括气管狭窄（如长时间插管所致）或甲状腺肿压迫气管，往往提示气道梗阻病情较为严重。

3. 单侧（左或右）主支气管完全阻塞

此时只有健侧肺通气，而患侧肺无通气，肺功能检查可表现为限制性通气障碍，见图4.5，VC（FVC）、TLC等显著下降，应与引起限制性障碍的其他疾病鉴别。

4. 单侧主支气管不完全性阻塞

患侧气流由于受到阻塞因素的影响而受限，但健侧肺气流却不受影响，因而在吸气/呼气时相的早、中期主要为健侧通气，患侧通气则在后期缓慢吸入/呼出所致，导致混合的阻塞性和限制性图形。F－V曲线表现为双蝶型改变，图4.5。

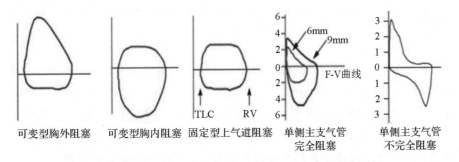

可变型胸外阻塞　　可变型胸内阻塞　　固定型上气道阻塞　　单侧主支气管完全阻塞　　单侧主支气管不完全阻塞

图4.5　特殊类型阻塞性通气障碍的F－V曲线特征

5. 大气道功能

大气道是指吸气末管径≥2mm 的支气管，评价指标为 PEF 和 FEF25％，FEF25％是反映呼气早期的流量指标，大气道阻塞时其明显下降。严重程度分级：①轻度：70％～55％；②中度：40％～55％；③重度：<40％。

五、肺换气功能

（一）弥散功能

弥散功能：指某种气体通过肺泡膜从肺泡向毛细血管扩散到达血液内，并与红细胞中血红蛋白结合的能力。因此凡是能影响这一过程的因素都能影响弥散功能。弥散功能障碍极少是唯一的生理异常。常见的原因有呼吸膜两侧的气体分压差（如高原的环境低压）、气体的溶解度、弥散的距离（如肺纤维化、肺水肿）、弥散的面积（毁损肺、肺气肿）以及血红蛋白异常（如贫血、失血）等。又因 CO_2 弥散能力是 O_2 的 20 倍，故临床上一般不存在 CO_2 的弥散功能障碍。临床上弥散功能是指氧而言，测定时则通常采用一氧化碳气体。

1. 常用指标

（1）一口气法测定肺一氧化碳弥散量（DL_{CO}），又称肺一氧化碳弥散因子（transfer factor for carbon monoxide，TL_{CO}），指 CO 气体在单位时间及单位压力差条件下所能转移的量。是评估限制性和阻塞性肺疾病以及肺血管疾病的快速、安全且有效的方法。

（2）一氧化碳弥散量与肺泡通气量比值（DL_{CO}/V_A），又称为弥散常数，由于弥散量受到肺泡通气量的影响，肺泡通气量减少可导致 DL_{CO} 减少，故常以此值作矫正，以排除肺容积对弥散量的影响，一口气测定法该比值判断较 DL_{CO} 更有意义。

（3）一氧化碳弥散量与血红蛋白的比值（DL_{CO}/Hb），因严重贫血时弥散值将受到影响，因而亦常以此值矫正。

2. 临床意义

弥散量如小于正常预计值的 80％，则提示有弥散功能障碍。严重程度分级如下：①轻度：60％～80％；②中度：40％～60％；③重度：<40％。

（1）弥散量降低常见于：①弥散距离增加，如肺间质纤维化、石棉肺等；②肺泡毛细血管容积减少，如肺气肿、肺结核、气胸、肺部感染、肺水肿等；③循环系统障碍，如先天性心脏病、风湿性心脏病、贫血等。

（2）弥散量增加可见于红细胞增多症（因红细胞摄取 CO 增加）、肺出血（血管外血液中血红蛋白可摄取一定量的 CO）等。

（二）血气分析

在些某患者中，血气分析可用作肺功能检测的辅助。对于病情稳定的患者，测量血气分析的主要作用是在根据以下情况而怀疑高碳酸血症时用于确认：临床病史（如呼吸肌无力和晚期 COPD）、血碳酸氢盐水平升高和/或慢性缺氧。对于脉搏血氧饱和度处于正常低值（如<92％）的患者，血气分析也能更准确地评估气体交换障碍的严重程度。详见血气分析章节。

六、支气管反应性测定

气道反应性（airway responsiveness）是指支气管对各种刺激所发生的收缩或舒张反应。通常正常人对各种刺激反应较小或无明显反应，但是在某些病理状况下有的则有明显的变化，这就是支气管高反应性（bronchial hyper responsiveness，BHR）。支气管高反应性是哮喘的特征之一，因此，在临床上支气管反应性测定是鉴别诊断哮喘的一个重要手段。支气管反应性测定常用的有支气管激发试验和支气管舒张试验。

1. 支气管激发试验

支气管激发试验系采用某种刺激物使支气管平滑肌收缩，通过测定相应的肺功能指标以定量反映平滑肌收缩的强度，再将刺激物的剂量与平滑肌收缩的强度联系起来进行分析，即可得知气道的反应性。

支气管激发试验采用的刺激方法一种是特异性的，如变应原；另一种是非特异性的，如药物、冷空气、运动试验等。现在一般多采用非特异性的支气管激发试验，临床上最常用的药物为组胺和乙酰甲胆碱，它们的作用机制不同，组胺是具有生物活性的介质，吸入后直接刺激支气管平滑肌收缩，也刺激迷走神经末梢，反射性地引起平滑肌收缩；乙酰甲胆碱为胆碱能药物，吸入后直接与平滑肌细胞上的乙酰胆碱受体结合使平滑肌收缩。乙酰甲胆碱的不良反应少，故更为常用。

结果判断：气道反应性指标常用 PD20—FEV_1（FEV_1 降低 20％所需药物的累积量），His PD20—FEV_1<7.8μmol（组胺）或 Mch PD20—FEV_1<12.8μmol（乙酰甲胆碱）为气道反应性增高。用于气道反应性的指标除 FEV_1 外，还有 PEF、比气道导气性（sGaw），FEV_1 重复性好，sGaw 敏感性高，PEF 测定简便。

注意事项：

（1）支气管激发试验对一部分敏感性极高的患者具有一定的危险性。试验时吸入药物浓度应从小浓度、小剂量开始，逐渐增加浓度和剂量。同时应备有急救药品，如 β_2 受体兴奋剂的吸入剂、地塞米松、氧气与输液设备，试验时需有临床医师在场。

（2）受试者在接受检查之前需排除不宜做本项检查的疾病，且其 FEV_1 占预计值应一般大于 70%。

（3）影响气道反应性的药物及其他因素应予避免，如 β_2 受体兴奋剂应停用>12h，缓释型停用>24h；甲基黄嘌呤类（茶碱）普通型停用>12h，缓释型停用>24h；抗胆碱能类药（阿托品等）停用>12h；抗组织胺类药停用>48h；糖皮质激素停用>12h；避免剧烈运动、冷空气吸入>4h；避免吸烟或喝咖啡、可乐饮料等>6h。

临床意义：

（1）协助哮喘的诊断：哮喘患者绝大部分有气道高反应性，在缓解期气道高反应性也存在。但气道高反应性者不一定都是哮喘，尚有许多原因可导致受检者的气道反应性增高，如变应性鼻炎、慢支炎、病毒性上呼吸道感染、过敏性肺泡炎以及长期吸烟、吸入刺激性气体等，在解释测定结果时应予以注意。

（2）鉴别原因不明的咳嗽、呼吸困难、胸闷、喘息的病人是否有哮喘存在。

（3）观察已知哮喘患者气道反应性变化和治疗效果，哮喘患者虽有气道高反应性，但患者敏感性不尽相同，有高有低。气道高反应性的敏感性与哮喘的轻重相平行，敏感性高者说明病情较重，须积极治疗，轻者可减少用药。

2. 支气管舒张试验

支气管舒张试验系使用一定剂量的扩张支气管的药物使收缩狭窄的支气管舒张，以测定其扩张程度的肺功能试验。临床上该项检查常用来判断支气管狭窄的可逆程度，作为支气管哮喘诊断的一种辅助方法，或用来评价某种支气管扩张药物的疗效。可根据各单位的现有设备，使用峰值流速仪、电子肺量计、体积描记仪以及脉冲振荡阻力测定仪等，以确定其观察指标。支气管扩张剂多采用 β_2 受体兴奋剂（如沙丁胺醇、特布他林等），通过定量型雾化吸入器吸入。

受试者检查前 48h 停用诸如 β_2 受体兴奋剂、长效氨茶碱、异丙托品类药物。试验前休息 20min，然后测定其肺功能，重复 3 次，取最佳值为基础值。若受试者基础为 $FEV_1 \leqslant 60\%$ 正常预计值，则可进行支气管扩张试验。受试者吸入 $200 \sim 400\mu g$ β_2 受体兴奋剂，吸入 $10 \sim 20min$ 后测定其肺功能，若 FEV_1

增加幅度≥12％，且 FEV_1 增加至少大于 200ml，则为支气管扩张试验阳性（冠心病患者慎用）。观测指标除用 FEV_1 外，还可用 PEF、FVC、Raw 等。

临床意义：①协助诊断哮喘：阳性不一定是哮喘，阴性不能排除哮喘。部分 COPD 病人的舒张试验可以阳性，但 FEV_1/FVC 比值仍然<70％。部分哮喘病人由于气道黏膜水肿、痰液堵塞等因素，其舒张试验可以阴性。②指导用药：可以通过本试验了解和比较支气管扩张剂的疗效。

七、气道阻力测定

气体从肺外进入肺内，需要呼吸做功，呼吸做功的目的是需要克服 3 种阻力：①黏性阻力（resistance）是气体流动通过气道时因摩擦消耗所产生的阻力；②弹性阻力（capacitance）是胸廓和肺组织扩张膨胀所消耗的阻力，弹性阻力的倒数即为胸廓和肺的顺应性（compliance）；③惯性阻力（inertance）是气体流动和胸廓扩张运动过程中产生的阻力。黏性阻力的大小取决于呼吸流量，弹性阻力取决于胸肺容积，惯性阻力则取决于呼吸气流的加速度。黏性阻力、弹性阻力和惯性阻力之总和统称为呼吸总阻力，或称呼吸总阻抗（impedance）。与气道通畅性关系最为密切的是黏性阻力，常将其称作气道阻力（air way resistance，Raw）。气道阻力反映了气道的通畅性，在气道阻塞性疾病的诊断和疗效评估中有重要的应用价值。气道阻力测定有多种方法，不同方法测定的指标、结果及其意义各有不同。临床应用最为广泛的体积描记法是目前唯一可直接测量人体气道阻力的方法，近年临床开展较多的脉冲振荡法是基于强迫振荡技术的气道阻力测定方法。

八、临床肺功能评价

表 4.5　肺功能检测常用的指标

肺功能	常用的指标
肺容量	肺容积：潮气量、补呼气量、补吸气量、残气量
	肺容量：深吸气量、功能性残气量、肺活量、肺总量
肺通气	用力肺活量、用力呼气量、最大通气量、最大呼气中段流量
肺换气	通气/血流比值（V/Q≈0.8）、肺弥散功能（一氧化碳弥散量）
气道高反应	激发试验、舒张试验、呼峰流速变异率（PEF）
运动肺功能	最大耗氧量（因操作存在风险，临床较少开展）
综合评价	动脉血气分析、外周血氧饱和度

表 4.6　不同类型外科手术对肺功能的要求（根据 1993 年 Miller 提出）

	FEV$_1$	FEV$_1$%	MVV%	RV/TLC	PaCO$_2$	DLCO%
手术无禁忌	>2L	>80%	>70%	<35%	35～45mmHg	>80%
禁忌全肺切除	<2L	<50%	<50%	>50%	>45mmHg	<50%
禁忌肺叶切除	<1L	<40%	<40%	—	—	—
禁忌开胸手术	<0.6L	<35%	<30%	—	—	—

九、肺功能报告的分析

不同医院的肺功能报告格式不完全一样，一般应包含：医院名称、受检者、一般情况（性别、年龄、体重、身高）、肺功能检查方法、肺功能检查结果（包括检查指标及预计值、实测值、实测值占预计值%）、主要检查的图形（如 F－V 曲线和 V－T 曲线）、检查的结论、检查人员/诊断人员的签名。下面以图 4.6 肺功能报告为例，详细讲解临床上判读肺功能的 6 步法。

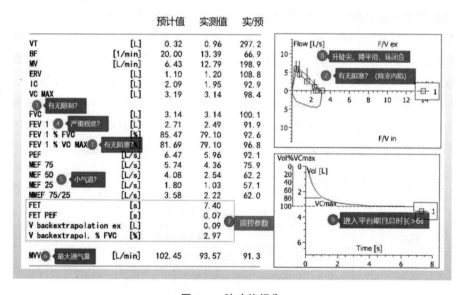

图 4.6　肺功能报告

第 1 步：判定肺功能结果的可靠性。要想正确判读肺功能，数据的真实可靠性是最基本的，也是最重要的。判断肺功能是否达到质量控制标准，一般从 2 个角度，即单次操作的可接受性和多次操作的可重复性。单次操作的可接受性看 2 方面：①看图形（图中步骤⑧⑨），升陡尖（F－V 曲线起始陡直，有 PEF 尖峰），降平滑（无顿挫），环闭合（吸气呼吸曲线闭合），平台六（V-T 曲线达到平台，且持续至少 6s）。②看数字（图中步骤⑦），外推容积（V back extrapolation，有的报告中写 EV 或者 Vexp，这个取决于肺功能软件）绝对值应＜150 ml 或小于 FVC 的 5%（取较大值）。用力呼气开始至达到峰流速时间（FET-PEF）＜0.12s（和外推容积类似，反映呼气够不够猛）。用力呼气时间（Force Expiratory Time，FET）＞6s（成人），V-T 曲线上也有反映。看图和看数这 2 方面既有重叠又有相补。前者重在主观判断，后者是客观标准。本例肺功能 FV 曲线起始陡尖，曲线平滑，吸气呼气曲线闭合，V-T 曲线达到平台期，且持续时间大于 6s，说明主观指标达标。而外推容积（V back extrapolation）0.09L＜0.15L（150 ml），FET 7.4s ＞6s 符合客观指标。因此，单次肺功能质量控制达标。多次操作的可重复性其实不需要我们判定。因为操作医师会要求受检者做 3~8 次用力肺活量，当 FEV_1 和 FVC 的最佳值和次佳值之间的差异小于 150 ml 时，就认为重复性达标，然后选择最佳的一次检测结果放在报告上。

第 2 步：看有无阻塞性通气功能障碍。我们选取 FEV_1/VC 这个指标（图中步骤①）来看患者有无阻塞性通气功能障碍。需要再次强调的是，肺功能的阻塞判定没有金标准，在没有显著阻塞的时候 FVC 和 VC 是接近或相等的（本例 FVC=VC），选取 FEV_1/VC 或者 FEV_1/FVC 都可以，但是国内指南推荐用前者来判定。本例 FEV_1/VC 实测值为 79.1%＞70%，占预计值 96.8%＞92%；F-V 曲线降支无内陷（图中步骤②），不符合阻塞。故判定为无阻塞。

第 3 步：看有无限制性通气功能障碍。通过 FVC≥80% 预计值初步判定有无限制性通气功能障碍（图中步骤③）。为什么说初步呢，因为判断限制的金标准为肺总量（TLC），这需要体描箱或者借助一氧化碳弥散检查来测定。比如当残气量（RV）增加，但 TLC 正常或轻度升高，此时亦可能出现 FVC＜80%，就属于假性限制性通气功能障碍。本例 FVC 实测值占预计值 100.1%＞80%，故不存在限制性通气功能障碍。

第 4 步：判定通气功能障碍的严重程度。无阻塞，无限制，本例判读其实可以跳过该步，但还是有必要讲一下相应的流程。FEV_1 决定通气功能障碍的严重程度，不管是阻塞性、限制性还是混合性，严重程度都是根据 FEV_1 来划分（图中步骤④）。但需要注意的是肺功能分度和 COPD 严重程度分度不一样，前者是 5 分类（舒张前），后者是 4 分类（舒张后），见表 4.4。

第 5 步：看有无小气道功能障碍。看有无小气道功能障碍（MMEF75/

25、MEF50 、MEF75 任意 2 个＜80％）。本例 3 项指标占预计值百分比均小于 65％，提示小气道功能障碍（图中步骤⑤）。又因这些指标反映的是呼气中末期，我们称之为中末期呼气流速下降。但如果存在阻塞，则不需报告小气道功能障碍。

第 6 步：最后判断最大通气量（MVV）。MVV 与 FEV_1 呈良好的线性相关，但更为敏感，故临床上预计 $MVV = FEV_1 \times 40$，MVV 预计低限 $= FEV_1 \times 30$。若 $MVV < FEV_1 \times 30$，常常提示患者未用力、配合不佳、疲劳、神经肌肉疾患等，需要技术员认真甄别；若 MVV 显著 $> FEV_1 \times 30$，往往提示测定 FEV_1 时未尽全力或存在有严重的阻塞性通气功能障碍。引起 MVV 与 FEV_1 不协调降低改变的原因主要是大气道阻塞或神经肌肉疾患。本例为直接 MVV，按照实际值占预计值的百分比，划分为正常（≥80％）、轻度下降（＜80％）、中度下降（＜60％）和重度下降（＜40％）。

所以，本例肺功能报告最后的结论是：中末期呼气流速下降，其余项目正常范围。

第五章 呼出气一氧化氮的检测

一、概述

呼出气一氧化氮（fractional exhaled nitric oxide，FeNO）由气道细胞产生，其浓度与炎症细胞数目高度相关联。作为气道炎症生物标志物，目前可通过口呼气一氧化氮测试和鼻呼气一氧化氮测试2种测试确定呼出气一氧化氮浓度。呼出气一氧化氮的测定广泛应用于呼吸道疾病的诊断与监控中。

一氧化氮由人体自身产生（见图5.1），炎症发生时高于正常浓度的NO从支气管壁的气道上皮细胞中大量释放，1993年发现哮喘患者FeNO浓度升高，此后又不断发现FeNO与测定嗜酸性气道炎症的肺泡灌洗、诱导痰、支气管激发等实验结果高度关联，而且可以检测多种呼吸道及非呼吸道疾病，2003年，美国FDA批准FeNO检测设备用于哮喘等气道炎症疾病临床检测（图5.2），2005年，美国胸科学会（ATS）与欧洲呼吸学会（ERS）联合制定FeNO临床检测技术标准，2009年ATS与ERS联合推荐FeNO作为哮喘管理手段。

二、适应证

2011年，美国胸科协会（ATS）发表的呼出气NO临床应用指南指出，FeNO临床应用包括嗜酸性气道炎症检测、糖皮质激素药物应答评估、监控气道炎症以及有助于选择合适的糖皮质激素药物治疗方案。主要建议如下：

推荐FeNO应用于嗜酸性气道炎症的诊断。

推荐FeNO应用于判定由于炎症引起的有慢性呼吸道症状的患者的激素应答。

建议在需要客观证据时，FeNO可用于哮喘的辅助诊断。

推荐低于25 ppb的FeNO值（儿童低于20 ppb）预示着无嗜酸性炎症或激素应答。

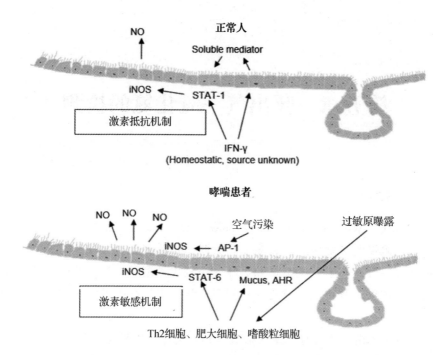

图 5.1　正常人与哮喘患者 NO 的产生

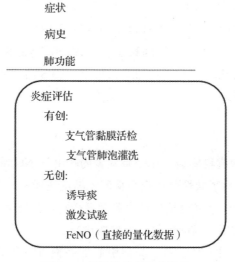

图 5.2　气道炎症疾病的评估

推荐高于 50 ppb 的 FeNO 值（儿童高于 35 ppb）预示着存在嗜酸性炎症，对于有症状的患者，存在激素应答。

推荐用 FeNO 进行哮喘患者的气道炎症监控。

三、禁忌证

呼出气—氧化氮检测属于无创性检测，检测方便快捷，无明显的临床应用禁忌。

但在下列人群中可能不合适：无意识患者；口腔严重畸形的患者；口腔严重感染的患者；机械通气的患者；气胸的患者；大量胸腔积液的患者。

四、不良反应

呼出气—氧化氮检测属于无创性检测，正常吸气后保持匀速吹气 4.5s 左右（儿童 2s 左右）即可完成测试，对一般患者无不良反应。

五、该项技术的疗效判定标准及评估方法

呼出气 NO 临床意义的判断，需要结合临床症状综合考虑，一般普遍对于 FeNO 检测值的临床判断见下表 5.1、表 5.2。

表 5.1　初诊患者（未经 ICS 治疗）FeNO 可以鉴别炎症的类型

	FeNO 低水平	FeNO 中水平	FeNO 高水平
成人（>12 岁）FeNO 值	<25ppb	25～50ppb	>50ppb
儿童（<12 岁）FoNO 值	<20ppb	20～35ppb	>35ppb
炎症类型	非嗜酸性气道炎症	谨慎解读	嗜酸性气道炎症
药物选择	ICS 治疗效果不佳 不建议用 ICS	可试用 ICS 治疗	建议使用 ICS
其他可考虑的因素（吸烟患者的 FeNO 水平偏低）	• 焦虑/过度换气 • 心脏病 • COPD • GERD • 非嗜酸性粒细胞哮喘 • 鼻窦炎 • 声带功能障碍 • 囊性纤维化 • 原发性纤毛运动障碍（FeNO<5ppb）	• 过敏原暴露水平较高 • 感染也是症状恶化的原因之一	• 变态反应性哮喘 • 过敏原暴露水平较高 • 感染也是症状恶化的原因之一 • 混合性炎症表现的 COPD • 嗜酸性粒细胞支气管炎

表 5.2　复诊患者 FeNO 可以反映炎症是否得到控制

	FeNO 低水平	FeNO 中水平	FeNO 高水平
成人（>12 岁）FoNO 值	≤25ppb	25～50ppb	≥50ppb
儿童（<12 岁）FeNO 值	≤20ppb	20～35ppb	≥35ppb
炎症评估	炎症被控制	有进行性炎症但轻微	炎症未被控制

续表

	FeNO 低水平	FeNO 中水平	FeNO 高水平
有症状	• 对症状进行回顾并考虑其他诊断	• ICS 治疗不充分 1. 检查依从性 2. 检查吸入技术是否达到要求 • 考虑在 ICS 的基础上增加其他治疗，（如 LABA，根据 BTS 指南也可为 LTRA） • 考虑增加 ICS 剂量	• ICS 治疗不充分 1. 检查依从性 2. 检查吸入技术是否达到要求 • 考虑增加 ICS 剂量 • 哮喘加重风险增加，尤其是患者已停用 ICS 的情况下 • 考虑激素耐药（罕见）
无症状	• 患者顺应性良好，坚持治疗 • 考虑减量，或者如果当前 ICS 的剂量较低，可考虑彻底停药（4 周后进行 FeNO 复查，如依然较低则可证实判断，复发可能性低）	• 如果 FeNO 随时间稳定，则不改变 ICS 的剂量 • 检查依从性 • 检查吸入技术是否未达要求	• 如果 FeNO 随时间稳定，则不改变 ICS 的剂量 • 检查依从性 • 检查吸入技术是否未达要求

ATS 同时也推荐基于个人的个性化长期监测，即通过患者前后不同时间的随访（比如间隔 2 周、3 周等）来判断患者炎症程度的发展趋势，一般对于患者来说，会用显著升高或者显著降低来描述患者前后 2 次 FeNO 值的变化，具体是：50ppb 以下变化 10ppb，50ppb 以上 20％的变化成为显著变化（见表 5.3）。相反，如果较上次 FeNO 值升高＞40％，疾病可能失去控制，复发或恶化，需要调整治疗方案。

表 5.3　随访患者 判断 ICS 是否有效与上次 FeNO 测定值比较

成人（＞12 岁）FeNO 值	上次	＜50ppb	≥50ppb
儿童（＜12 岁）FeNO 值	上次	＜35ppb	≥35ppb
FeNO 值	较上次	下降＞10ppb	下降＞20％
判断 ICS 治疗效果	较上次	有效	有效

六、与同种疾病的其他诊疗技术的风险、疗效、费用及疗程比较（表 5.4）

表 5.4　不同诊疗技术的风险性、优点、缺点比较

诊疗技术	风险性	优点	缺点
支纤镜镜下黏膜活检 支气管肺泡灌洗（BALF）	有创，有一定危险性	可直接检测气道炎症	属于侵入性有创检测，可引起气道高反应，可作为研究工具，但不可能作为临床常规技术开展

续表

诊疗技术	风险性	优点	缺点
支气管激发试验	无创，有一定危险性	无创，可监测气道高反应性	不能直接反映气道炎症；对设备要求较高，操作复杂、费时；有一定的危险性；不适于肺功能较差以及急性发作的患者；敏感性高而特异性相对较低，具有滞后性
诱导痰检测（SI）	无创，有一定副作用	无创、安全和可靠的气道炎症评价方法	影响因素较多，个体差异大；步骤多、耗时较长；约40%患者诱导不出痰
呼出气冷凝物检测（EBC）	安全无创	安全无创	无统一方法和标准、无法质量控制；仅在极少数单位开展，尚处于研究阶段
呼出气一氧化氮测定（FeNO）	安全无创	安全无创，客观便捷，结果稳定，可重复性高。直接、客观、精确量化气道炎症	在国内开展较晚，只有大城市和规模较大的医院开展

七、影响 FeNO 测定的因素（见图 5.3）

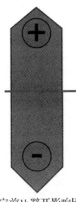

· 气道感染(鼻病毒)
· 过敏性鼻炎
· 过敏性疾病
· 富氮食物
· 支气管扩张剂

· 肺功能测定   · 运动
· 囊性纤维化   · 酒精
· 纤毛运动障碍 · 吸烟
· 肺动脉高压   · ICS治疗
· 支气管痉挛

测定前1h避开影响因素

图 5.3 影响 FeNO 测定的因素

第六章　慢性呼吸道疾病的肺部影像学检查

一、常用的检查技术

在世界范围内，胸片是最常进行的成像手段，在美国每年有超过 7500 万张胸部 X 光片。胸部 X 光片提供有用的信息包括关于患者的解剖和疾病，以最低的金钱成本和与大多数专家认为的辐射暴露可以忽略不计。虽然有很多新颖又可用的成像技术，胸部 X 线片在初步评估肺部、胸膜、纵隔和胸壁方面依然有优势。

（一）成像技术

胸部 X 光片（见图 6.1），虽然经常用盒式磁带和 X 光片获得，现在通常通过数字成像获得电子显示器工作站和通过网络分发数据。不管使用图像处理方法，执行标准胸片从 X 射线管焦点到图像探测器 2m 处，正面和侧向投影。如果可能的话，应该用 X 光片获得患者吸入肺总容量。这些图像提供了视图肺、纵隔和胸壁同时发生。

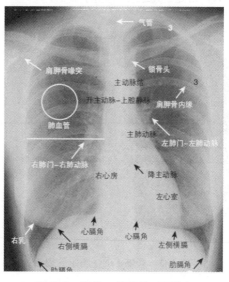

图 6.1　胸片，后前位（正位）

（二）便携式射线照相术

虽然床边或便携式 X 线摄影占了很多胸部 X 光片（见图 6.2），获得的图像一般技术质量较低，成本更高，更难以解释。肺容量很低，从而导致血管结构拥挤，并且低电压移动设备所需的技术产生具有过度暴露的肺和下穿透纵隔的 X 光片。前后位投射和 X 射线束的轻微脊柱前凸结合，扭曲基底肺结构并放大心脏轮廓，确认少量胸腔积液或气胸更加困难。

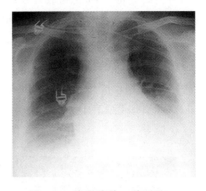

图 6.2　床边胸片，前后位

（三）CT 检查

计算机断层扫描（CT）具有优于传统的多种优势摄片（见图 6.3）。它使显示没有叠加的横截面解剖结构对比度分辨率提高了 10 倍。多层 CT 扫描仪可以获得连续的、体积的、各向同性的数据集，可以在任何地方进行高质量的 2 维或 3 维重新格式化（体积渲染）平面。肺实质的高分辨率 CT（HRCT）是一个重要的应用，光束的窄准直结合边缘增强高，空间频率算法得到正常和异常的精细细节，肺和病理解剖的相关性很高。肺小叶是 HRCT 所观察的基本单位，HRCT 分辨率限度为 $200\sim300\mu m$，小叶中心细支气管壁厚度 $<200\mu m$，小叶中心肺动脉直径 $>300\mu m$（1mm），表现为小叶中心的逗点状或人字形阴影，可在距离胸膜 1cm 内看到。

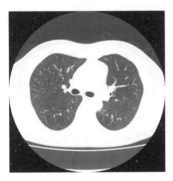 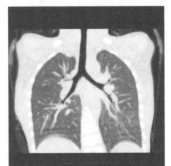

（a）正常胸部CT　　　　　　　　（b）CT气管重建

图 6.3　胸部 CT 检查

（四）磁共振成像

磁共振成像（MRI）取决于氢原子的磁性。磁性线圈和射频线圈导致磁化质子的感应、激发和最终读出。氢原子的分子环境将影响它们释放能量的速率，这种能量产生信号的空间分布，通过计算机算法将其转换成图像，类似于 CT。由于其软组织的特异性，MRI 可用于评估胸壁侵犯、纵隔浸润和肺癌或恶性间皮瘤的膈肌受累。

随着 MR 成像技术的发展，肺部的通气功能成像已经成为可能（见图 6.4）。氧增强 MRI 采用顺磁性的医用纯氧 IR＋SSTSE：肺实质为氧气明显强化填充。

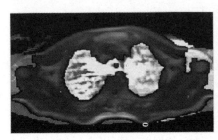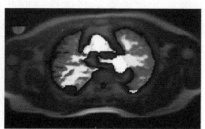

（a）正常MR肺通气显像　　　　（b）局限性肺气肿的患者MR通气显像显示
　　　　　　　　　　　　　　　　　右上叶后部灌注缺损（白箭头）

图 6.4　胸部 MR 检查

（五）正电子发射断层扫描

氟脱氧葡萄糖正电子发射断层扫描（FDG－PET）使用标记的氟脱氧葡萄糖，以对葡萄糖具有亲和力的肿瘤细胞或其他代谢活性组织的糖酵解途径成像。该技术已被证明有助于研究胸内肿瘤并促进了孤立性肺结节的检查。集成的 PET－CT 扫描有助于胸腔内肿瘤的诊断和分期。

（六）超声

在心脏之外，超声检查在胸部成像中起的作用有限。其主要用途是定位胸腔积液并引导其引流。

二、如何阅读胸片

1. 核对患者信息，了解病史。

是最基本的核对内容，勿忽视：

（1）基本信息：姓名、年龄、性别。

（2）病史：阅读申请单，了解病史（临床表现、体格检查、检验）。

（3）历史影像学检查。

2. 拍摄方法及读片，这些要清楚。

胸片拍摄方法主要有 2 种，后前位（图 6.5）和前后位（图 6.6）。需明确哪种方法拍摄是有必要的，不同拍摄方法得到的图像可能由于放大效应而有微小的变化。

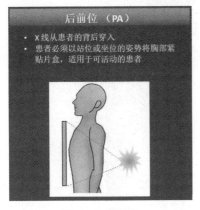

图 6.5　后前位

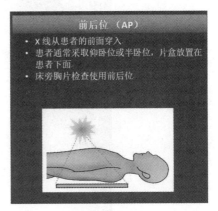

图 6.6　前后位

读片之前，首先应该评估拍摄质量。正面投影的胸片应该评估以下几个方面。

（1）是否用力吸气。

通过计数肋骨估计患者是否达到足够吸气量；

正常情况下，膈肌应该处于第九后肋和第十后肋之间。

（2）是否对正。

当患者在正中体位时，两侧的锁骨端应该与脊柱棘突等距。

（3）穿透能力。

胸椎的椎间盘空隙可通过心影的位置看到。

平片是 1 张显示不同密度的"地图"，辨别出胸片中的不同密度十分重要。

下面这 2 张图（图 6.7、图 6.8）帮你轻松掌握胸片密度。

白色＝高密度；灰色＝中等密度；黑色＝低密度。

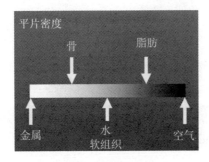

图 6.7　平片的密度

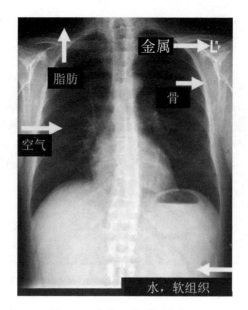

图 6.8　胸片上的不同密度影

3. 胸片包含哪些成分？

1）纵隔。

（1）纵隔由心脏轮廓和上纵隔轮廓组成。

（2）通过 PA 位对心脏轮廓的大小进行评估十分重要（图 6.9）。

（3）正常心脏轮廓的宽度应该小于胸腔宽度的 50%（心胸比＜50%）。

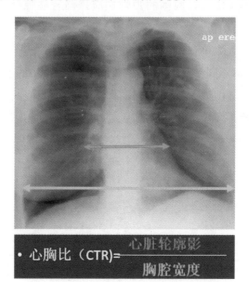

图 6.9　心胸比计算方法

2）肺

要双侧对比评估肺部情况，图 6.10 中的线条提供了常用的眼睛读片步骤。

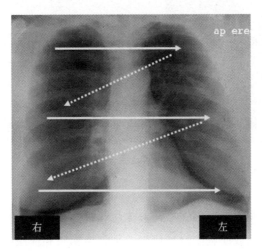

图 6.10　读片的步骤

（1）肺野应该双侧对称且清亮。

（2）右肺有 3 叶（上叶、中叶、下叶），由水平裂和斜裂分隔。

（3）左肺有 2 叶（上叶和下叶），由斜裂分隔（图 6.11）。

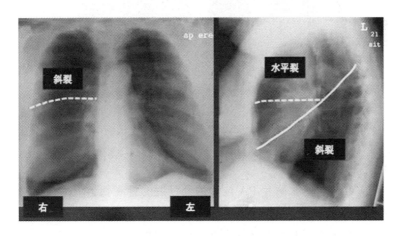

图 6.11　左右肺叶分割方法

（4）需要重点观察胸片中的盲区和被遮盖部位是否有肺部病变，因为它们常常会被忽略（图 6.12）！

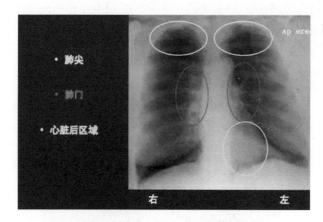

图 6.12　重点观察胸片中的盲区

3）胸膜腔

（1）正常胸膜腔的线条在平片上无法观察到，因为胸膜与胸壁紧贴。

（2）肋膈角（或肋膈隐窝）代表的是脏层胸膜和壁层胸膜之间的潜在间隙，该间隙的边缘正常应该尖锐（见图 6.13）。

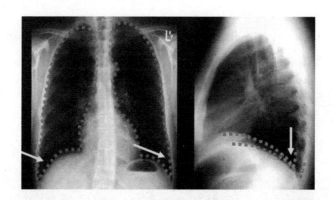

图 6.13　肋膈角的观察

4）骨和软组织

（1）应评估每一张胸片 PA 位和侧位投射的骨和软组织情况。

（2）后肋的走行更为水平。

（3）前肋的走行与心脏之间存在夹角（见图 6.14）。

5）上腹部

（1）最后，观察膈肌以下的部分。

（2）患者处于直立位，可观察到胃中存在气液水平线（见图 6.15）。

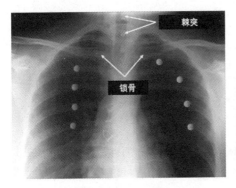

图 6.14 后肋（左圆点），前肋（右圆点）

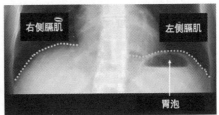

图 6.15 直立位时观察到的胃泡

为大家附上标注详细的正常胸片正侧位图例（图 6.16）。

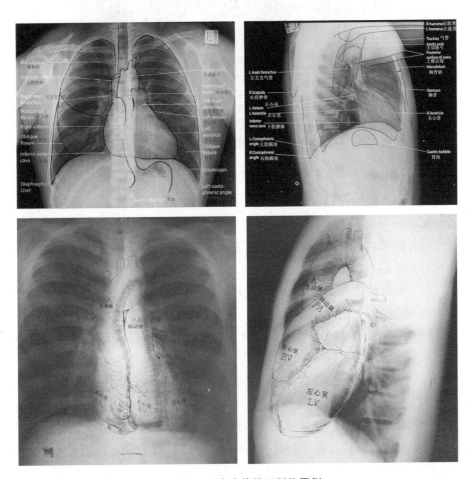

图 6.16 正常胸片的正侧位图例

三、胸部 X 线检查与肺功能

在肺功能最初的研究中，X 线胸片是主要、重要的检查方法。最大吸气相和最大呼气相的正、侧位胸片（见图 6.17）。根据肺过度膨胀和肺血管纹理的异常来判断。

（一）肺过度膨胀征象

（1）最大吸气相和最大呼气相横膈上下运动距离小于 3.0cm（见图 6.17）。

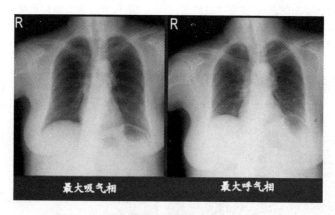

图 6.17　最大吸气相与最大呼气相时的胸片

（2）肺高度大于等于 29.9cm（从右膈顶到第一肋的最高处）（见图 6.18A）。

（3）胸部后前位片显示右膈面变平，右膈面的最高处至肋膈角及心膈角连线的垂直距离小于 1.5cm（见图 6.18A）。

（4）胸部侧位片显示右膈面变平，前后肋膈角垂直线之间的距离小于 2.7cm。

（5）胸骨角下 3cm 层面发现胸骨后间隙增宽超过 4.4cm（见图 6.18B）。

（6）胸膈角大于或者等于 90（见图 6.18B）。

（7）后前位显示肺高度增大，膈肌变平，右膈顶平于或低于第 7 前肋，肋膈角变钝，同时可见膈带（箭头）延伸至胸壁，肺透光度增强，肺纹理稀疏，肺门轻度凸出反映肺动脉高压（见图 6.19A）。

（8）胸部后前位片显示胸骨后间隙增宽，透光度增强，膈肌变平并反向（与正常曲度相反）（见图 6.19B）。

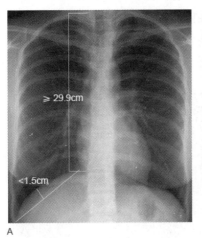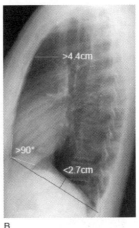

图 6.18　肺过度膨胀时的测量

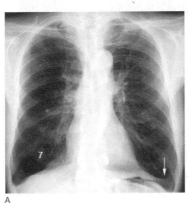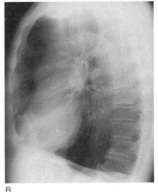

图 6.19　肺过度膨胀的征象

（二）肺血管纹理改变

（1）外周血管直径和数目减少。

（2）外周血管直径和数量增多，系支气管壁增厚、血管增粗和血流再分布所致，且常合并肺心病。

（3）肺大泡或肺气肿囊腔引起的血管缺如或血管移位。

（4）肺门角宽和血管外周分支消失。

（5）血管再分布，如肺气肿区血管减少，而非气肿区血管代偿性充血增多等。

（三）Danidl 总结多数学者的经验，提出肺气肿 X 线胸片分级标准

（1）轻度肺气肿 病变面积（肺纹肺缺乏区）<25%。

（2）中度肺气肿（肺纹理缺乏区）在 25%～75%之间。

（3）重度肺气肿（肺纹理缺乏区）>75%，见图 6.20。

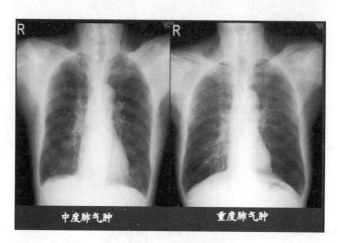

图 6.20　肺气肿的胸片

（四）胸片的缺点

易受主客观因素的影响，准确性和重复性较差。传统 X 线胸片的密度分辨率只有 CT 的 1/30，X 线胸片诊断肺气肿的敏感性较低，轻度肺气肿表现正常，而中度和重度肺气肿也分别仅有 41%和 67%的病例能诊断。

在胸部影像表现中，肺大疱的存在是肺气肿时肺损伤的唯一特征性表现，肺大疱常意味着患者有间隔旁型及小叶中心型肺气肿的存在（图6.21）。然而，这一表现不常见，不能普遍反映疾病的存在。

四、多层螺旋 CT 在气管及支气管病变、诊断中的应用

目前，CT 是气管支气管系统首选的断面成像技术，在确定有无腔内、外病变及其范围方面优于支气管镜，对气道阻塞远端的气管支气管情况能准确判断。

1. 扫描方案

中央气道一般可用 3～5mm 层厚，周围性小气道用 1～2mm 层厚，螺距用 1～2mm，但要结合临床指征来决定不同的扫描方案。

2. 气道容积重建技术

（1）相互重叠的横断面图像：提供气道最好的形态学细节，可以电影形

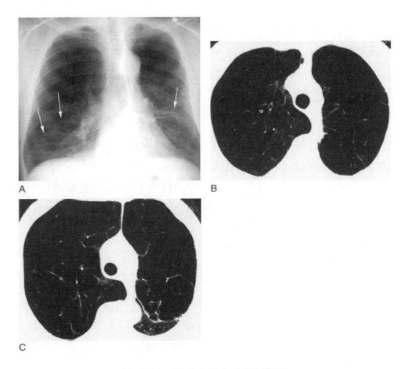

图 6.21　重度小叶中心型肺气肿

A. 胸片显示上叶透光度增高，血管影消失，这种征象可诊断重度肺气肿和肺大疱，血管向下移位，是重度肺气肿和肺大疱常见征象；B、C. HRCT 显示重度小叶中心型肺气肿，显著的血管变细，肺气肿融合出现全小叶型肺气肿表现

式连续显示横断面图像，是发现气管支气管微小征象的最好方法。

（2）多平面重建（MPR）及曲面重建（CMPR）：可沿一个任意平面或曲线面进行重建处理，从而获得冠状面、矢状面、斜矢状面或任意角度的重建图像。曲面重建是常规 MPR 的一种引申方法，能使复杂的三维结构有效地显示在一个单一的展开的断面上，避免了与扫描平面不平行的结构或弯曲的结构缩短和重叠。

（3）最小强度投影（Min P）：是一种简单的 3D 容积重建技术，它将气管支气管内的气柱投照到一个观察面上，对气管及中央支气管的解剖及大体病变情况可提供一个很好的整体轮廓的显示。

（4）表面遮盖法重建（SSD）：反映了气道的内表面，而气管支气管本身并不显影。给临床医生一个整体的印象，但受到选择的阈值水平的影响。

（5）仿真支气管内镜（VB 或 CTB）：通过后台工作站处理，可跟踪观察气道腔的内部结构，犹如支气管内镜所见。

3. 临床应用

（1）气管支气管肿瘤：良、恶性肿瘤，显示壁内和壁外情况，病变表面轮廓及气道狭窄的程度。

（2）中央型肺癌：肺门根部肿块，支气管受累。表现为：①支气管进入病灶后逐渐变小；②支气管进入病灶后突然中断；③支气管未进入病灶内，于周围中断；④相关支气管壁明显增厚。

（3）结核性支气管狭窄：支气管内膜结核，狭窄发生率为 10%。特点是多支受累，范围较长，可见钙化或腔内阻塞物钙化，肺内有播散灶。

（4）复发性多软骨炎：气管、支气管广泛性狭窄，气道壁增厚明显。

（5）气管淀粉样变：气管、支气管局限性或广泛性狭窄，气管壁增厚，管壁可见多发钙化。

（6）骨化性气管、支气管病：气管、支气管壁多发小结节钙化影突入管腔，病变重度时，管腔狭窄，管壁增厚。

（7）气道异物：通过 MPR，能清楚显示异物的位置，阻塞远端的情况，是肺不张还是阻塞性肺气肿，有利于经支气管内镜取异物。

（8）支气管扩张：囊状、柱状、混合型，双轨征、印戒征、串珠状。

五、螺旋 CT 在肺内血管性病变诊断的应用

通过上肢（或下肢）静脉注入碘造影剂，使肺部血管明显强化显影（见图 6.22）。MSCT 的血管造影效果较好。

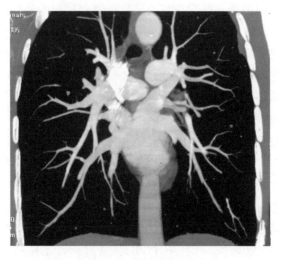

图 6.22 肺血管 CTA

1. 扫描方法

增强的目的是为了提高肺部血管与其他结构的对比度，而肺循环的时间短而快，因此早期扫描极为重要。延迟扫描时间为 12～18 s，层厚 1～3mm，螺距为 1.5～2.0mm，从膈面向肺尖扫描。造影剂 80～100ml（300mg/ml），注射速度 3.5～4.5ml/s。

2. 血管容积重建技术

（1）相互重叠的横断面图像可以提供最好的形态学细节，在工作站上以电影形式连续显示横断面图像，是发现血管病变征象、确定病变解剖部位最好的方法。

（2）多平面重建（MPR）：利用多层螺旋 CT 各向同性成像的特点，进行任意层面的断面成像，按照血管走行方向进行重建，较容易发现血管的病变。

（3）表面密度重建（SVR）：是利用全部容积数据，任意平滑度调节产生实体的 3D 重建图像，空间层次好，解剖关系明确。

3. 临床应用

（1）肺动脉栓塞：是内源性或外源性栓子堵塞肺动脉。栓塞的主要 CT 表现：中心性充盈缺损，部分充盈缺损，附壁充盈缺损，完全闭塞，动脉断面细小，腔内密度降低。

（2）肺动静脉畸形：大多数为先天性，增强扫描显示圆形或迂曲状软组织影，明显强化，与主动脉强化程度近似，与血管相连，可见增粗的供血动脉和引流静脉。

（3）肺隔离症：大多数位于两肺基底部，表现为密度不均匀的软组织影，边界清楚，供血动脉不是肺动脉，而是来自主动脉分支。分叶内型和叶外型。多层螺旋 CT 快速主动脉造影扫描，能清楚显示出主动脉系统的血管，明确诊断。

（4）中央型肺癌侵犯肺动脉、肺静脉、上腔静脉：准确判断肺癌与肺血管之间的关系，有无侵犯，手术切除的可能性，是支气管肺癌合理治疗的关键。肺癌与血管的接触面或肿瘤包绕血管的程度愈大，血管受侵犯的可能性愈大。以下征象提示大血管受侵：①主动脉或肺动脉主干周围的脂肪层模糊；②肿瘤与血管的接触面超过血管周径的 1/4 以上。肺癌在肺门下生长可侵犯肺静脉，侵入左心房。肺癌出现上腔静脉梗阻征时，可以是肿瘤膨胀性生长压迫上腔静脉，也可以是肿瘤对上腔静脉的直接浸润，产生瘤栓。

（5）支气管动脉三维成像临床应用：经肘前静脉用高压注射器注入造影剂，总剂量 100ml，注射速率 3～4ml/s，扫描延迟时间 12～15s，螺距 5.5～6mm，扫描层厚 1.0～1.25mm，重建层厚为 1.0～1.25mm，重建层间距 0.5mm。用后台工作站处理原始图像，可用表面遮盖法重建（SSD），容积再现（VR），多平面重建（MPR），层块式容积显示 Slab VR 等技术成像。在肺癌诊断及介入治疗中，国内外学者已应用各种手段对肺癌的血供来源进行了一系列研究，多数学者认为肺动脉不参与血供，但国内外一部分学者则提出肺动脉参与肺癌血供，但总的来说支气管动脉参与肺癌的血供是不争的事实，而良性病变很少有支气管动脉供血，因此，目前恶性肿块的供血是否有支气管参与非常重要，MSCT 扫描能显示支气管动脉。供应肺癌的支气管动脉往往增粗、迂曲，如发现，有利于肺癌的诊断。在支气管扩张咯血的病例中，应用 MSCT 也非常重要，往往支扩咯血的病人，供应出血的支扩的支气管动脉往往增粗、迂曲，而且有多支支气管动脉供应。MSCT 大范围扫描有利于发现病变的支气管动脉。

六、CT 对肺功能的评价

随着 MSCT 的发展，肺功能的医学影像研究也取得了显著的进展，它的应用领域也日益扩大。在临床上，有助于某些疾病的早期诊断、指导治疗、估计严重程度和判断预后。

1. 扫描方法

（1）肺容积的测定

采用仰卧位，分别在深吸气、深呼气 2 个时相对全肺进行螺旋 CT 扫描，扫描技术多采用层厚 3～10mm，螺距 1.0～1.5mm，重建间隔 5.5mm。MSCT 的优点是扫描后可以对原始数据行小间隔重建，或行 3 维重建，并使用工作站软件精确测量肺组织的容积变化，用自动化评估软件勾画出肺轮廓，可以自动计算各层肺组织的面积，并累加得出总面积，再以"总容积＝总面积×层厚"得出全肺的容积。

据研究，CT－PFT（pulmonary function test，PFT）测定的其中最大吸气末肺体积（Vin）和呼气末肺体积（Vex）与同期肺功能测定的相应值 PFT 测定的肺总量（TLC）、残气量（RV）存在明显相关性。提出了呼吸比的概念，即呼气末肺体积与吸气末肺体积的比值（Vex/Vin），并认为它与 RV/TLC 的相关性较好。CT 的优点是直接测量肺容积，而且可以进行单侧肺容积的测定，尤其是结合呼吸门控的使用，其客观性、可重复性均较佳。另外，结合肺密度的测定，可计算肺部低密度区的容积及其在全肺容积中的比例，有利于精确定量检测肺气肿。

（2）平均肺密度的测定

利用肺密度定量分析软件进行。可以自动勾画肺轮廓，标记在任一指定区域内的像素，并计算全肺像素指数（PI），由于CT成像是数字成像，利用其像素图进行自动化评估软件可计算平均肺密度。肺密度反应的是通气状况、血液量、血管外液量及肺组织的综合密度，并受胸廓上下部呼吸运动幅度、膈肌运动、重力效应等多种因素的影响。正常人上下肺、腹、背侧肺部的密度存在显著差异。多家报道均表明，平均肺密度与肺通气功能无显著相关。但在健康人与通气功能障碍者间的平均肺密度有显著差异，而且在一部分肺疾病的不同肺容积间平均密度也有显著差异，如肺气肿病人分别与慢性支气管炎、健康人间的平均肺密度在 90％VC、10％VC 水平有显著差异；慢性支气管炎病人与健康人间的平均肺密度在 10％VC 水平有显著差异，而在 90％VC 水平无显著差异；慢性支气管炎病人与健康人的平均肺密度在 10％～90％VC 间的变化幅度均明显大于肺气肿病人。在 20％VC、50％VC 水平上，慢性阻塞性肺病、健康人与特发性肺纤维化病人间平均肺密度有显著差异，而在 80％VC 水平三者间无显著差异。由此可见，平均肺密度虽然不能作为判断肺通气功能正常与否的确切指标，但在鉴别肺通气障碍原因方面有一定的意义。

（3）像素指数及像素分布直方图

像素指数（PI）是指某一阈值以下的像素范围在全肺的比值。由于CT值受扫描机型、扫描技术、呼吸状况等影响，肺气肿的CT阈值划分方法多家报道不一致，一般多采用 $-900 \sim -960$ Hu 为肺气肿的上限值。以 -900 Hu 为阈值，将肺组织划分为 4 个区间：A. $-1024 \sim -901$ Hu；B. $-900 \sim -801$ Hu；C. $-800 \sim -701$ Hu；D. 大于 -700 Hu。研究表明，不同像素区间代表不同的肺实质部分。A 区间代表呼气受阻部分的肺实质；B 区间代表正常通气的肺实质部分；C、D 区间代表吸气减少的肺实质部分。研究还发现，正常人的像素分布直方图显示其像素分布呈正态分布，波峰在 $-900 \sim -800$ Hu，若曲线左移，提示阻塞性通气障碍；如曲线右移且伴有波峰降低、波幅增宽，提示限制性通气障碍。利用像素指数、像素分布直方图结合疾病的形态学表现可大致定性评估肺通气功能。正常人肺CT值的范围（深吸气后屏气）为 $-770 \sim -875$ Hu，平均为 -817 Hu，而肺气肿患者更多像素的CT值为 $-900 \sim -1000$ Hu，一般认为 -900 Hu 或 -910 Hu 为诊断肺气肿的阈值，而重症肺气肿的阈值为－960Hu。

（4）动态肺密度测定

MSCT 进行动态肺密度测定。在平静呼吸状态下，对一固定层面进行连续扫描，整个检查过程在 2～3 个呼吸周期内完成，所得图像可采用电影形式记录，经专门软件处理后可显示出肺密度动态曲线。行全肺动态密度测定时，一般选定 3 个层面，分别是通过主动脉弓、隆突水平、隆突下 5cm，代表全肺上、中、下肺野。肺密度动态变化曲线在限制性通气障碍者与正常人之间无显著差异，但限制通气障碍者的平均肺密度，无论是在吸气相还是呼气相均明显高于正常人和阻塞性通气障碍者的相应指标。

肺密度动态曲线的研究，不仅可以精确地测定局部肺通气功能，更重要的是可以发现轻度阻塞性病变，而且可以区别局限性空气潴留和代偿性肺气肿，对早期肺癌、弥漫性早期病变等多种疾病的诊断、治疗、预后的判断都有着十分重要的作用。此外，在基础研究中，它是研究呼吸机制很有用的工具。

2.CT 肺功能的临床应用

（1）肺气肿

正常人深吸气末全肺平均 CT 值应在－900Hu 以上，深呼气末的 CT 值在－850Hu 以上。在肺野后部或下叶换气功能较强的区域内，吸气末和呼气末的 CT 值差别在 150Hu 以上。肺气肿时因空气和血液的比值明显增大，使肺破坏区的 CT 值减低到－900～－1000Hu 范围内。通过 CT 机的"像素增亮"或"密度蒙片（density mask）"等后处理软件，计算出每一层面上吸气末和呼气末 CT 值小于－900Hu 区域的面积或体积，从而得到"设定"肺气肿内的百分比，并根据其范围大小作为其严重程度的判断指标，研究表明此结果与病理分级密切相关。同时经过测量同一区域（正常和肺气肿区）吸气末和呼气末 CT 值的差异，可间接判断该区域肺泡弹力回位能力和小气道狭窄所致的活瓣性阻塞的程度，从而成为一种检测局部肺功能的有效方法，其结果与临床上常用的全肺功能的 1 秒钟呼气量（FEV_1）和其与肺活量的比值（FEV_1/FVC）以及一氧化碳弥散功能（DLCO）等密切相关而且相互补充。

CT 在显示肺气肿形态分布的同时，还可测定单侧肺体积及局部肺体积，精确提供手术"靶区"，这是常规肺功能检查（PFT）无法比拟的，对外科手术具有重要意义。目前 CT 功能成像对肺气肿的定量诊断、形态和功能并重的评价，及对病情和预后的评估，已成为当前研究的热点。与常规PFT 相比，CT 肺功能成像（CT-PFT）具有以下优点：① PFT 通过测定气流量间接反映肺体积，而 CT 对直观显示的肺组织进行客观的测量，应更接近实际值；② 一些严重的肺气肿患者不能完成 PFT，而 CT 检查可以同时得到形态和功能双方面评估；③ CT－PFT 在常规 CT 检查的基础上进行功能成像，具有形态、功能兼顾，定位、定量兼得的优点。而 PFT 不能对病变定位，不能反映病变形态；④ PFT 测定的肺体积是两肺的总和，不能对单侧肺进行评价，而 CT－PFT 可对单侧肺进行分析，甚至对肺段水平进行分析。由此可见，CT 不仅可以评价肺气肿患者的肺功能情况，而且能够显示肺气肿形态上的分布，后者是常规肺功能检查所不能取代的。

（2）弥漫性肺间质性病变：目前 CT 对弥漫性肺间质性病变的肺功能研究尚处于起步阶段，主要研究形态学特征和肺功能之间的关系。随着研究的深入，CT 肺功能评价可应用在其他肺部疾病方面，如肺减容手术前后肺功能评价，肺癌手术前后肺功能及手术风险评估。

MSCT 对肺功能的研究，是利用其高分辨力、快速成像和具备较强的后处理软件的优势。CT 肺功能定量检查操作简单、结果客观，若与常规肺功能检查结合，优势互补，可大大提高肺气肿的诊断准确性，达到结构和功能的统一。在临床上，对肺部慢性病变的诊断、治疗方案的选择、预后的评估及随访均有日益重要的作用。在基础研究中，对局部肺通气功能、肺部的弥散功能、肺部的通气机制、呼吸运动以及一些胸部病变的生理机制方面都具有现实或潜在的优势，故无论是基础研究方面和临床应用方面都有着十分广阔的应用前景。

七、肺部 CT 常见的表现及病因（见表 6.1）

表 6.1

名称	病变过程	病因
实变（图 6.23）	液体/分泌物在肺泡内积聚	肺炎、肺水肿或出血、ARDS、COP、淋巴瘤
囊性变（图 6.30、图 6.31）	边界清楚的含气空腔	肺淋巴管肌瘤、郎格罕细胞组织细胞增生症、寻常型间质性肺炎、肺孢子菌肺炎
磨玻璃密度影（图 6.24）	肺间实质呈灰色表现，其中走形的含气支气管显色较深	实质炎性疾病如结节病、肺泡炎、过敏性肺炎、肺水肿或出血、肺孢子菌肺炎、药物或放射性肺损伤、早期肺癌
蜂窝影（图 6.32）	晚期肺纤维化	寻常型间质性肺炎
马赛克征（图 6.25）	分界清楚的正常与非正常肺组织相间，马赛克样表现，呼气相 CT 尤其明显	提示小气道疾病，如支气管哮喘；肺血管疾病如肺栓塞；渗出性疾病如闭塞性细支气管炎、过敏性肺炎

续表

名称	病变过程	病因
结节（图6.26、图6.27）	直径＜3cm类圆形影是结节，小结节是结节直径＜1cm，粟粒性结节是难以计数的直径在1~3mm的微小结节	间质性结节：淋巴来源，如结节病、硅肺，淋巴来源肿瘤、淋巴道转移瘤 随机结节：血源性，如血源性转移瘤、粟粒性结核 小叶中心性结节：支气管、肺泡来源，如过敏性肺炎，经支气管播散的细菌、TB、真菌、DPB，肺泡出血
肿块（图6.29）	直径＞3cm的类圆形影	肿瘤、结核、真菌、血管炎、炎症
网状影（图6.32）	线样阴影代表小叶间隔增厚，胸膜下网状影	间质性肺炎、肺水肿、肺出血、淋巴管炎
树芽征（图6.28）	黏液/脓液/分泌物堵塞细支气管并引起扩张	小气道疾病，尤其是感染，包括结核杆菌、嗜血杆菌，如弥漫性泛细支气管炎、囊性纤维化、黄甲综合征、原发性肺淋巴瘤

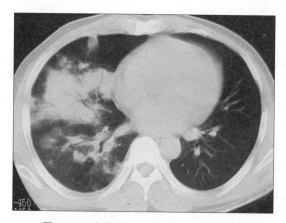

图6.23　实变影，右肺中叶大叶性肺炎

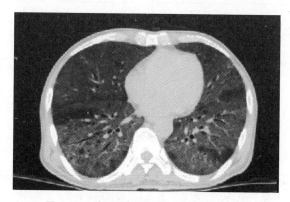

图6.24　磨玻璃密度影，肺孢子菌肺炎

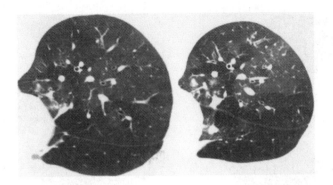

图6.25　马赛克征，支气管哮喘，左图是吸气相，右图是呼气相

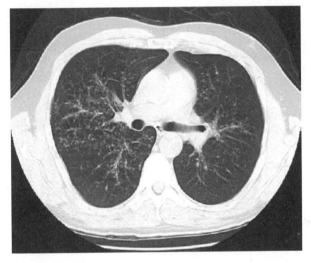

图 6.26　HRCT 显示许多小结节，主要是支气管血管分布，肺结节病

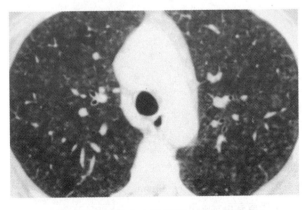

图 6.27　小叶中心性结节，过敏性肺炎

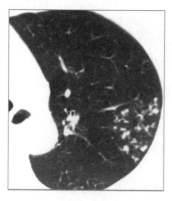

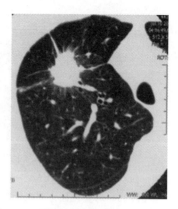

图 6.28　树芽征，活动性肺结核　　图 6.29　恶性肿块，肺癌，可见毛刺、

支气管播散　　　　　　　　　　　分叶征、胸膜凹陷征

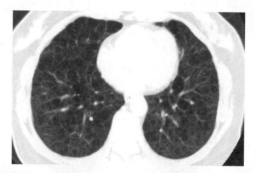

图 6.30　囊状影，肺淋巴管肌瘤，双肺弥漫性分布，直径在 2～20mm 之间，多数小于 10mm，囊壁多小于 3mm，囊壁间组织相对正常，无分布规律，囊中央无小叶核心，与小叶中心型肺气肿不同

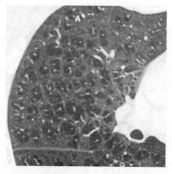

图 6.31　囊状影，小叶中心型肺气肿，多发生于上叶，肺野内出现散在分布的小圆形、无壁的低密度区，直径 2～10mm，成群的位于小叶中心旁，囊腔内可见小叶结构，囊与囊间有正常肺组织

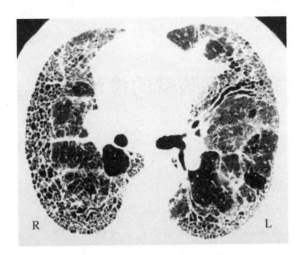

图 6.32　蜂窝影、网状影，晚期特发性肺纤维化

第七章　慢性咳嗽的诊治策略与分析

　　不论是在呼吸专科门诊还是在社区门诊，咳嗽均是内科患者中最常见的症状，美国每年有约 3000 万例因咳嗽就诊的患者，根据 2018 年的我院门诊统计数据，以咳嗽作为唯一症状的患者约占呼吸专科门诊量的 35％。

　　根据咳嗽持续时间可将其分类，每类都有大概的可能诊断。急性咳嗽持续小于 3 周，持续大于 3 周的咳嗽可分为亚急性咳嗽（3～8 周）、慢性咳嗽（＞8 周）。因慢性咳嗽而就诊的患者多为女性，约占 2/3。在慢性咳嗽患者中，与男性相比，女性往往咳嗽更频繁，且咳嗽反射的敏感性往往更高。

　　每次咳嗽都是通过刺激复杂的反射弧而发生。首先是咳嗽感受器兴奋，这些感受器不仅存在于上、下呼吸道的上皮，在心包、食管、横膈和胃中也有。对酸、冷、热、辣椒碱样化合物及其他化学刺激物敏感的化学感受器，一些诱发因素（如接触或位移）也可刺激机械性咳嗽感受器。喉部和气管支气管感受器对机械刺激和化学刺激均有反应。咳嗽感受器受刺激后产生的冲动沿传入通路（经迷走神经）到达延髓的"咳嗽中枢"，咳嗽中枢产生的传出信号沿迷走神经、膈神经和脊髓运动神经下行至呼气肌群，产生咳嗽。

　　慢性咳嗽最常见的病因是上气道咳嗽综合征（由鼻后滴漏引起）、咳嗽变异性哮喘、嗜酸粒细胞性支气管炎和胃食管反流。然而，对于表现为持续性咳嗽的患者，还必须考虑其他许多重要病因。例如，感染后病因是亚急性咳嗽尤为常见的病因，其咳嗽往往在感染的其他急性症状已消失后仍迁延不愈。咳嗽也可能是药物治疗的并发症，尤其是用血管紧张素转换酶抑制剂（ACEI）治疗时。慢性咳嗽的其他较少见病因包括：累及气道的多种疾病（如慢性支气管炎、支气管扩张症、肿瘤和异物），或累及肺实质的多种疾病（如间质性肺疾病和肺脓肿）。75％～90％的慢性咳嗽患者可明确病因，然而，仍有部分患者慢性咳嗽持续数年，即使进行了全面评估仍不明确病因。这种所谓"慢性特发性咳嗽"的病因不明，有人提出可能与咳嗽反射敏感性增高有关。

一、慢性咳嗽病因的诊治

（一）上气道咳嗽综合征（UACS）

1. 定义

上气道咳嗽综合征（upper airway cough syndrome，UACS）曾被称为鼻后滴漏综合征，包括引起咳嗽的所有上气道异常，有多种病因，包括变态反应性鼻炎、非变态反应性鼻炎、血管运动性鼻炎、急性鼻咽炎和鼻窦炎。一旦上呼吸道中存在分泌物，就可能刺激喉黏膜的咳嗽感受器而诱发咳嗽。

2. 临床表现与诊断

症状包括频繁流涕、感到液体滴入咽后壁及频繁清嗓。然而，鼻后滴漏可能没有这些症状，因此没有出现上述症状并不一定能排除该诊断。体格检查时的提示是鼻咽黏膜鹅卵石样外观及鼻咽部存在分泌物。由于鼻后滴漏的症状和体征不具特异性，其诊断没有确切标准，最终确诊取决于患者对相应治疗的反应。当咳嗽无其他明显的具体病因时，应先尝试鼻后滴漏的经验性治疗，再针对其他病因进行全面诊断性检查。黏膜增厚的放射影像学证据相对不具特异性；除非针对慢性鼻炎的经验性治疗失败，否则一般无须进行放射影像学检查。

3. 治疗

当可确定变态反应性鼻炎的环境诱因时，应尽可能避免暴露于这种诱因。鼻内糖皮质激素（gluco corticoid，GC）是变态反应性鼻炎症状的最有效治疗。此外，鼻内 GC 对几种非变态反应性鼻炎也有效，包括非变应性鼻炎伴嗜酸性粒细胞增多综合征和血管运动性鼻炎。对于变态反应性鼻炎所致咳嗽患者，鼻内 GC 一般在使用的头几日内就能有效减轻咳嗽，但可能需要长达 2 周才能实现最大疗效。如果患者对治疗有反应，则治疗需再持续约 3 个月。变态反应性鼻炎的其他治疗方法包括口服及鼻内给予抗组胺药、口服减充血剂、口服白三烯受体拮抗剂（LTRA）和其他药物。

对于没有变态反应性鼻炎证据，更可能为非变态反应性鼻炎的患者，我们的方法是口服第一代抗组胺药（如氯苯那敏）或抗组胺药-减充血剂复方制剂（如氯苯那敏-伪麻黄碱）以进行诊断性试验。第一代抗组胺药优于第二代（如西替利嗪和氯雷他定），因为前者的抗胆碱能作用更强，但担心其镇静作用可能使其应用受限。咳嗽改善后应进一步评估鼻炎的病因（如变态反应性、非变态反应性或鼻-鼻窦炎），并优化长期治疗。

对于疑似非变态反应性 UACS、且不适合使用口服第一代抗组胺药（如由于过度嗜睡）的患者，其他选择包括鼻内应用下列药物之一：氮卓斯汀、GC 和异丙托溴铵。然而，氮卓斯汀即使鼻内给药也可能引起嗜睡。鼻内应用异丙托溴铵可显著减少常年性非变应性鼻炎所致鼻溢，且副作用极小。

若针对 UACS 进行 1～2 周的经验性治疗后咳嗽并未改善，则证明 UACS 不是咳嗽的病因。然而，如果存在鼻部症状或体征，在完全排除 UACS 为咳嗽病因的可能性之前，应行鼻窦 CT 扫描。如果 X 线平片或鼻窦 CT 扫描证实为鼻窦炎，则根据患者是急性（<12 周）还是慢性鼻窦炎给予相应治疗。

（二）咳嗽变异性哮喘（CVA）

1. 定义

咳嗽变异性哮喘是慢性咳嗽中最常见的病因，哮喘引起的咳嗽常伴有阵发性喘鸣和呼吸困难，但如果是咳嗽变异性哮喘，咳嗽可为唯一表现，常有气道高反应性，咳嗽变异性哮喘可进展至出现喘鸣和呼吸困难。

2. 临床表现与诊断

主要表现为干咳，咳嗽通常比较剧烈，夜间咳嗽为其重要特征。咳嗽可能呈季节性，可能发生于上呼吸道感染之后，或在暴露寒冷环境、干燥空气、粉尘、霉菌或某些烟雾或香味时可能恶化。然而，持续性咳嗽患者即使存在可逆性气流阻塞或支气管高反应性试验（激发试验）阳性，也不一定是咳嗽变异性哮喘。例如一项研究评估了支气管扩张剂前、后的肺功能检查预测咳嗽变异性哮喘的效用，33％患者的肺功能检查结果呈假阳性，22％患者的激发试验呈假阳性。因此，确诊咳嗽变异性哮喘的最佳方法，是证实经恰当的哮喘治疗后咳嗽改善，如吸入性糖皮质激素治疗 2～4 周。活动性哮喘患者通常存在嗜酸性粒细胞性支气管炎，如果特应症患者有特发性慢性咳嗽且痰液嗜酸性粒细胞增多、但没有气道高反应性，应考虑非哮喘性嗜酸性粒细胞性支气管炎的诊断。

3. 治疗

咳嗽变异性哮喘的治疗遵循与哮喘标准治疗相同的一般原则。与中度或重度哮喘的治疗相似，咳嗽变异性哮喘的主要治疗方法是常规使用吸入性 GC 及按需使用吸入性支气管扩张剂。研究显示，LTRA 也可改善咳嗽变异性哮喘患者的咳嗽。一项小型随机试验纳入 13 例咳嗽变异性哮喘患者，并且这些患者对吸入性支气管扩张剂和吸入性 GC 治疗无反应，发现与安慰剂相比，LTRA 治疗降低了咳嗽评分。对于希望避免应用 GC 或 GC 治疗已显示无效的患者，LTRA 是替代选择。对于咳嗽治疗失败的患者，可给予短疗程（1～2 周）的口服泼尼松，通常会很有效。一旦患者得到改善，即应停用泼尼松，并继续用吸入性 GC 进行维持治疗。

（三）嗜酸粒细胞性支气管炎（EB）

1. 定义

越来越多地发现非哮喘性嗜酸性粒细胞性支气管炎是慢性干咳的病因，特别是在无任何上述危险因素的患者中。该病患者表现出特应症倾向，存在痰液嗜酸性粒细胞升高和活动性气道炎症，但无气道高反应性，对糖皮质激素治疗反应良好。而上述表现加上气道高反应性证据，则符合咳嗽变异性哮喘的诊断。一项病例系列研究纳入20例无明显病因、无气道高反应性的慢性孤立性（非特异性）咳嗽患者，支气管活检显示有16例患者为EB。

2. 临床表现与诊断

尽管确诊EB需要进行支气管黏膜活检，但由于大部分患者对吸入性糖皮质激素反应良好，所以通常在未活检的情况下尝试给予治疗。哮喘和EB患者均存在气道嗜酸性粒细胞和基底膜增厚，但肥大细胞浸润仅见于哮喘患者，这或许能解释两者气道反应性的差异。EB的自然病程因人而异。一项研究纳入367例肺功能正常但存在嗜酸性粒细胞性炎症的患者，随访1年，结果显示55%的患者仍有症状但肺功能正常，32%无症状，13%发展为哮喘。反复发作的EB患者，发生哮喘和慢性气道阻塞的风险似乎增加。临床上诊断主要依靠诱导痰细胞学检查，痰细胞学检查嗜酸细胞比例≥2.5%。

EB的常规治疗为吸入性GC。选择这种疗法是基于观察性研究。例如吸入布地奈德（$400\mu g/d$，持续应用4周以上），咳嗽的严重程度和咳嗽的敏感性都有所下降。尚未确定治疗的最佳剂量和疗程。确定一种刺激因素（如职业性变应原）后，应避免进一步暴露。极少情况下，对于难治性症状需口服GC。

（四）胃食管反流性咳嗽（GERC）

1. 定义

许多患者诉有胃食管反流症状（烧心、反酸或嗳气），但超过40%的反流所致咳嗽患者并无这些症状。胃食管反流相关性咳嗽可能由以下几种因素造成：刺激上呼吸道感受器（如喉部感受器）；误吸胃内容物，导致刺激下呼吸道感受器；胃酸反流进入远端食管从而诱发食管-气管支气管咳嗽反射。

2. 临床表现与诊断

食管吞钡造影结果异常，表明存在由胃食管反流诱发的咳嗽，但是此项检查在大部分患者中呈阴性，而且许多胃食管反流患者并无咳嗽。通常认为长时间（24h）食管pH值监测是最佳的诊断性检查，监测最好能采用事件标志将咳嗽与食管pH值相关联，其敏感性超过90%。然而，食管pH值监测结果为阳性的一些患者即使给予最大程度的抗反流治疗，仍继续咳嗽。伴或不伴胃食管反流病证据的食管动力障碍，似乎在慢性咳嗽患者中普遍存在。然而，食管测压在评估中的作用仍有待确定。对于接受 1～2 个月经验性治疗后咳嗽未改善的患者，我们进行 24h 的食管 pH 值探头监测，提示咳嗽由 GERD 引起的结果包括，食管 pH 值<4 的时间量异常及在反流事件数分钟内发生咳嗽。多通道腔内阻抗（multichannel intraluminal impedance，MII）监测越来越普及，该监测可帮助确定由非酸性反流（如胆汁反流）所致咳嗽的患者。

3. 治疗

对 GERC 通常有效的方案包括生活方式的改变和抑酸药物。

生活方式改变：支持改变生活方式可减少或预防 GERD 的证据有限，以下干预措施是根据对 GERD 常规治疗而建议的生活方式改变，超重患者要减轻体重；将床头抬高；戒烟，避免摄入诱发反流的食物（如高脂食物、巧克力、过量酒精）；避免饮用酸性较强的饮料（如可乐、红酒、橙汁）；躺下前 2～3h 避免进食。

抑酸药物：抑酸药物是治疗 GERD 所致咳嗽的关键部分，与改变生活方式联用。一项 meta 分析纳入几项关于 GERD 内科干预用于治疗咳嗽的随机试验，结果显示，虽然这类疗法对成人确实有些效果，但该效果不如共识指南中通常建议的效果普遍。抑酸治疗失败的一个可能解释为，引起咳嗽的 GERD 为非酸性反流。我们建议应用中等剂量的质子泵抑制剂（PPI）尝试进行经验性治疗（如奥美拉唑 20mg bid），可能需要长达 8 周（有时甚至需要数月）才能使咳嗽的改善达到最佳。

其他治疗：加用促胃动力治疗（例如甲氧氯普胺）可能对非酸性反流患者有益，或可能增加抑酸治疗对酸性反流所致咳嗽的效果。然而，支持数据较薄弱，且对接受甲氧氯普胺的患者应进行随访，以确定其是否发生锥体外系副作用（如强直、运动徐缓、震颤和躁动）。尚不明确抗反流手术在减轻 GERD 相关食管外症状中的作用。

二、其他慢性咳嗽病因的诊治

（一）变应性咳嗽（AC）

1. 定义

临床上某些慢性咳嗽患者，具有一些特应症的因素，抗组胺药物及糖皮质激素治疗有效，但不能诊断为哮喘、变应性鼻炎或 EB，将此类咳嗽定义为变应性咳嗽（AC）。其与变应性咽喉炎、上气道咳嗽综合征、感染后咳嗽的关系有待进一步研究明确。

2. 临床表现与诊断

目前尚无公认的标准，有过敏性疾病史或过敏物质接触史，表现为刺激性干咳，多为阵发性，白天或夜间均可咳嗽，油烟、灰尘、冷空气、讲话等容易诱发咳嗽，常伴有咽痒。肺功能检查正常，无气道高反应性，咳嗽敏感性增高，诱导痰细胞学检查嗜酸性粒细胞比例不高。变应原皮试阳性，血清总 IgE 或特异性 IgE 增高。

3. 治疗

抗组胺药物治疗有一定效果，必要时加用吸入或短期（3～5 d）口服 GC。

（二）慢性支气管炎（chronic bronchitis）

慢性支气管炎是指患者咳嗽、咳痰连续 2 年以上，每年累积或持续至少 3 个月，且排除了咳嗽的其他原因。痰液通常清亮或呈白色。脓性痰通常提示合并上呼吸道或下呼吸道感染，如急性支气管炎、支气管扩张或鼻窦炎。几乎所有患者都是吸烟者，除了小部分长期暴露于其他烟雾或粉尘并造成了气道炎症的患者。因为吸烟的高度流行，所以慢性支气管炎仍是慢性咳嗽常见的病因之一。然而，大多数患慢性支气管炎的吸烟者不会为其咳嗽寻求医疗救治，在关于慢性咳嗽的大多数病例系列研究中，慢性支气管炎为患者病因的比例大约为 5%。

（三）支气管扩张症（bronchiectasis）

支气管扩张由严重、反复或持续性气道炎症导致进行性气道损伤而引起。支气管逐渐扩张呈囊状，导致黏液清除能力下降、分泌物淤积及下呼吸道慢性感染。而这些病理变化又会加重气道炎症和支气管破坏。支气管扩张是 4% 患者慢性咳嗽的原因，一些支气管扩张患者仅表现为干咳，但大多数患者长期存在黏液脓性痰，并在病情恶化时变为明确的脓性痰。高分辨率胸部 CT 是确诊的最佳方法。

（四）气管-支气管结核（bronchial tuberculosis）

气管-支气管结核在慢性咳嗽病因中所占的比例尚不清楚，但在国内并不罕见，多数合并肺内结核，也有不少患者仅表现为单纯性支气管结核，其主要症状为慢性咳嗽，可伴有低热、盗汗、消瘦等结核中毒症状，有些患者咳嗽是唯一的临床表现，查体有时可闻局限性吸气期干啰音。X 线胸片无明显异常改变，临床上容易误诊及漏诊。高分辨率 CT 显示支气管病变征象较胸片更为敏感，尤其能显示叶以下支气管的病变，可以间接提示诊断。支气管镜检查是确诊气管-支气管结核的主要手段，镜下常规刷检和组织活检阳性率高。

（五）血管紧张素转换酶抑制剂（ACEI）诱发的咳嗽

干咳是 ACEI 治疗的公认并发症，在接受这类药物治疗的患者中发生率最高达 15%。虽然尚不明确这种咳嗽的发病机制，但通常认为，缓激肽正常情况下部分通过血管紧张素转化酶降解，如缓激肽蓄积可刺激气道中的传入 C 纤维。

接受血管紧张素Ⅱ受体拮抗剂（不增加缓激肽水平）治疗的患者咳嗽频率似乎并未增加，这一重要发现与缓激肽假说相符。一项针对临床试验的回顾性研究发现，氯沙坦组咳嗽的发生率与安慰剂组相近（3%对 3.4%），远低于 ACEI 组（10.6%）。另一项大型研究评估了有 ACEI 诱发咳嗽既往史的患者，结果表明，再次使用 ACEI 的患者复发性咳嗽发生率（72%）远高于氯沙坦或氢氯噻嗪组（29%~34%）。

ACEI 诱发的咳嗽具有以下总体特征：通常于开始治疗 1 周内发作，但也可延迟最长达 6 个月。通常表现为咽部瘙痒、刺痒或发痒感。通常在停止治疗 1~4d 内消退，但也可能需要长达 4 周。再次给予相同或不同的 ACEI 时，咳嗽通常会复发。该并发症在女性中比在男性中更常见，在华裔中也更常见。其在哮喘患者中的发生率并不高于非哮喘患者。通常不伴有气流阻塞。治疗包括停用 ACEI，必要时患者可改用氯沙坦或另一种血管紧张素Ⅱ受体拮抗剂。

（六）支气管肺癌（bronchogenic carcinoma）

慢性咳嗽病例中仅有不到 2% 的病因为肺癌。表现咳嗽的大多数肺癌病例是由起源于中央大气道（咳嗽感受器分布密集）的肿瘤引起。体格检查可能发现局部哮鸣音或呼吸音减弱，提示肿瘤阻塞局部气道。肺外恶性肿瘤所致肺癌性淋巴管炎也可表现为咳嗽，但通常伴有呼吸困难。对于任何目前吸烟或既往吸烟的咳嗽患者，都应考虑到支气管肺癌可能为病因，并且在出现以下情况的患者中尤其应怀疑：新发咳嗽或慢性"吸烟者咳嗽"近期发生变化；戒烟后咳嗽持续>1 个月；无气道感染情况下出现咯血。

（七）心理性咳嗽（psychologic cough）

心理性咳嗽也称为习惯性咳嗽、心因性咳嗽，是由于患者严重的心理问题或有意清喉引起，儿童相对常见，儿童 1 个月以上咳嗽病因中占 3%~10%。典型表现为日间咳嗽，专注于某一事物及夜间休息时咳嗽消失，常伴随焦虑症状。心理性咳嗽的诊断特征为排他性诊断，全面评估后不能做出诊断，而行为改变或精神病学治疗后症状改善。主要治疗方法是暗示疗法，可以短期应用止咳药物辅助治疗。对年龄大的患者可辅以心理咨询或精神干预治疗，适当应用抗焦虑药物。

（八）其他病因

吞咽功能障碍可能导致反复误吸和慢性咳嗽。压迫上呼吸道的病变可能表现为慢性咳嗽，包括动静脉畸形和气管后肿块。咳嗽也可以是气管支气管软化的症状，失去大气道的刚性支撑和吸气时塌陷造成，通常见于伴阻塞性肺疾病的有吸烟史患者。有研究还观察到，气管憩室与慢性咳嗽有关。嵌入的异物或耵聍刺激外耳道，也是慢性干咳的不常见原因。"耳—咳嗽"（或耳—呼吸）反射的病因与迷走神经耳支（arnold 神经）受刺激有关。因此，对于未确诊的慢性咳嗽患者应行耳镜检查。

三、慢性咳嗽的诊断方法

慢性咳嗽患者的病史通常能提供重要的初始线索。应询问所有患者是否吸烟、使用 ACEI，并询问咳嗽发作时是否有上呼吸道感染。共存症状方面病史可能提示基础疾病的诊断，如哮喘、鼻后滴漏、胃食管反流、慢性支气管炎和支气管扩张。对于咳嗽已持续 8 周以上的患者，应考虑在初始评估时包括胸片检查，尤其是临床上认为不大可能为上气道咳嗽综合征、哮喘或胃食管反流。慢性咳嗽患者中，有 70％～95％ 的病因是 CVA、UACS、EB、GERC 中的 1 种或多种。然而，一项研究发现，存在以下特点的患者中有 99.4％ 其病因是上述疾病：非吸烟者、未使用 ACEI、胸部平片正常或接近正常且稳定。

对于特定慢性咳嗽患者的评估，支气管激发试验和食管 pH 值监测是有用的诊断性检查。一份报告显示，通过采用强调这些检查重要性的方法，能够明确 99％ 患者的慢性咳嗽病因，并且报道 98％ 的患者经特异性治疗成功。另一项研究强调了鼻后滴漏导致咳嗽的频率较高，并建议初始采用抗组胺药—减充血剂复方制剂的经验性治疗。若鼻后滴漏的经验性治疗失败，应开始实施逐步的方案，其重点在于有顺序地采用针对 CVA、EB 和 GERC 的诊断性检查或经验性治疗。一般而言，对于胸部平片或胸部 CT 表现正常或不具特异性的患者，纤维光学支气管镜检查对诊断性评估几乎没有帮助。然而，在罕见的情况下，纤维光学支气管镜可意外发现异物。

四、慢性咳嗽病因诊断程序

慢性咳嗽病因诊断流程图见附件，具体步骤如下：

（1）询问病史和查体：通过病史询问缩小诊断范围。有时病史可直接提示相应病因，如吸烟史、暴露于环境刺激因素或正服用 ACEI 类药物。有特殊职业接触史应注意职业性咳嗽的可能。

（2）X 线胸片检查：建议将其作为慢性咳嗽患者的常规检查。胸片有明显病变者，可根据病变的形态、性质选择进一步检查。胸片无明显病变者，如有吸烟、环境刺激物暴露或服用 ACEI，则戒烟、脱离刺激物接触或停药观察 4 周。若咳嗽仍未缓解或无上述诱发因素，则进入下一步诊断程序。

（3）肺功能检查：首先进行通气功能检查，如果存在明确的阻塞性通气功能障碍（FEV$_1$<70％正常预计值），则进行支气管舒张试验判断气道阻塞的可逆性；如果 FEV$_1$≥70％正常预计值，可通过支气管激发试验检测是否存在气道高反应性。24h 峰流速变异率测定有助于哮喘的诊断与鉴别。通气功能正常、支气管激发试验阴性，应进行诱导痰细胞学检查，以诊断 EB。

（4）病史存在鼻后滴流或频繁清喉时，可先按 UACS 治疗，使用抗组胺药－减充血剂复方制剂。对变应性鼻炎可鼻腔局部使用 GC。治疗 1～2 周症状无改善者，可拍鼻窦 CT 或进行鼻咽镜检查。

（5）如上述检查无异常，或患者伴有反流相关症状，可考虑进行 24 h 食管 pH 值监测。无条件进行 pH 值监测，高度怀疑者可进行经验性治疗。

（6）怀疑 AC 者，可进行变应原皮试、血清 IgE 和咳嗽敏感性检测。

（7）通过上述检查仍不能确诊，或试验治疗后仍继续咳嗽者，应考虑做高分辨率 CT、纤支镜和心脏等方面的检查，以除外支气管扩张症、肺间质病、支气管结核、支气管肺癌、支气管异物及左心功能不全等少见的肺内疾病及肺外疾病。

（8）经相应治疗后咳嗽缓解，病因诊断方能确立，另外部分患者可同时存在多种病因。如果患者治疗后，咳嗽症状仅部分缓解，应考虑是否同时合并其他病因。

五、常用镇咳与祛痰药物

咳嗽由多种原因所致，治疗的关键在于病因治疗，镇咳药只能起到暂时缓解症状的作用。轻度咳嗽不需进行镇咳治疗，但严重的咳嗽，如剧烈干咳或频繁咳嗽影响休息和睡眠时，则可适当给予镇咳治疗。痰多患者宜用祛痰治疗。

（一）镇咳药物

镇咳药主要通过中枢性或外周性作用抑制咳嗽反射，因此分为中枢性和外周性 2 大类。

1. 中枢性镇咳药

分为依赖性镇咳药（阿片类）和非依赖性镇咳药（非阿片类），通过作用于延脑中枢咳嗽中心来抑制咳嗽。虽然这些药物广泛使用，但有效性数据有限。我们通常以右美沙芬开始治疗，因其副作用较少。如果右美沙芬无效，随后可尝试可待因或长效吗啡，要认识到发生成瘾及其他麻醉剂相关不良反应的风险。加巴喷丁治疗咳嗽是超适应证应用，但对于其他措施难治的咳嗽可尝试使用。疗效的判断可用咳嗽积分和视觉模拟评分等方法。

（1）依赖性镇咳药。①可待因：用于咳嗽的传统阿片类药物，镇咳作用强而迅速，同时具有镇痛和镇静作用，适合剧烈干咳和刺激性咳嗽，尤其是伴有胸痛的干咳。但关于其治疗慢性咳嗽有效性的证据有限。可待因的起始剂量为15mg、30mg，q4h－q8h（根据需要）。②吗啡：对部分慢性咳嗽患者有效，吗啡改善了每日咳嗽严重程度的评分，但咳嗽反射并未改变。对于使用 5mg bid 无效的患者，剂量增至 10mg bid 时发现症状改善，注意患者可能出现嗜睡和便秘。

（2）非依赖性镇咳药。①右美沙芬：是最常用于治疗咳嗽的非阿片类药物。一项系统评价分析了右美沙芬对比安慰剂的研究，发现右美沙芬能轻度降低咳嗽的严重程度（5项研究）和频率（2项研究）。可待因 30mg 和右美沙芬 60mg 的镇咳作用相同，两者都优于右美沙芬 30mg 和安慰剂。右美沙芬无镇痛和催眠作用，治疗剂量对呼吸中枢无抑制作用，亦无成瘾性，因此大部分患者更喜欢使用右美沙芬。②加巴喷丁和普瑞巴林：是 γ-氨基丁酸（gamma amino butyric acid，GABA）类似物，可与电压门控性钙离子通道结合并抑制神经递质释放，这些药物也可能通过中枢机制减轻慢性咳嗽。2 种药物均未获批用于慢性咳嗽，不过 ACCP 指南推荐将加巴喷丁用于原因不明的慢性咳嗽。支持使用普瑞巴林的数据是在 ACCP 指南制定之后发表。为了减少镇静和头晕这 2 种不良反应，治疗应从低剂量（300mg qd）开始，随后逐渐增加剂量至达到咳嗽缓解。

2. 外周性镇咳药

苯佐那酯是外周性镇咳药，据推测是通过麻醉肺部和胸膜的牵张感受器而起作用。与单用愈创甘油醚相比，苯佐那酯 200mg＋愈创甘油醚 600mg 显著抑制了咳嗽。一些病例报道显示，苯佐那酯能有效用于晚期癌症中咳嗽的姑息治疗。

3. 其他镇咳的药物

沙利度胺作为特发性肺纤维化（IPF）所致咳嗽患者的镇咳药，但沙利度胺组患者的不良事件更多，主要为便秘、头晕和病毒性上呼吸道感染。在将沙利度胺广泛用于慢性咳嗽前，尚需进行更多研究，因为沙利度胺可导致严重的不良反应，包括致畸性。对于小部分难治性慢性咳嗽患者，雾化利多卡因可能有帮助。吸入性 GC 对慢性非哮喘性咳嗽患者无益。发现在少数上呼吸道感染后持续咳嗽的患者中，异丙托溴铵有益，但这一结果尚未得到复现。慢性咳嗽患者诱导痰中的中性粒细胞水平通常增加，所以有人提出假说，认为大环内酯类抗生素具有抗中性粒细胞作用，可能对治疗慢性咳嗽有效。然而，采用阿奇霉素和红霉素的试验都未证实对患者有益。

（二）祛痰药物

祛痰类药物主要指可特异性改变黏液的黏弹性，并可促进其清楚的促黏液活性药物，包括除痰剂、黏液动力剂、黏液调节剂及黏液溶解剂等，见表7.1。常见祛痰药如下。

表 7.1 祛痰类药物及其可能的作用机制

除痰剂	
高渗盐水	促进黏液分泌与水化
呱芬那辛	促进黏液分泌，降低黏液的黏稠度

黏液动力剂		黏液调节剂	
氨溴索	刺激表面活性剂产生，抑制神经钠通道	羧甲司坦	抗炎抗氧化，调节黏液生成
桃金娘油	增强纤毛清除功能	抗胆碱能药物	减少黏液分泌
支气管扩张剂	改善咳嗽清除率	糖皮质激素	抗炎，降低黏蛋白合成
表面活性剂	降低黏液的黏附度	大环内酯类药物	抗炎，降低黏蛋白合成

黏液溶解剂	
N-乙酰半胱氨酸	抗炎抗氧化，使痰中糖蛋白多肽链中的二硫键断裂
N-乙酰胱氨酸	使痰中糖蛋白多肽链中的二硫键断裂
厄多半胱	调节黏液生成，促进黏液排出
阿法链道酶	溶解黏液中的DNA，降低黏液的黏稠度
凝溶胶蛋白	切断蛋白纤维交联
右旋糖苷	打断氢键，促进分泌水化
肝素	打断氢键及离子键

注：标红药物为不同祛痰剂的代表药物

1. 愈创甘油醚

美国 FDA 唯一批准的祛痰药物。可刺激胃黏膜，反射性引起气道分泌物分泌增多，并降低黏滞度，并有一定的舒张支气管的作用，达到增强黏液排出的效果，常与抗组胺药、镇咳药、减充血剂配伍使用。

2. 桃金娘油

从桃金娘科树叶的标准提取物，属于挥发性植物油，能增强纤毛清除功能，可用于鼻窦炎、支气管扩张等疾病。口服用法为 0.3 tid。

3. 氨溴索

氨溴索是溴己新在体内的代谢产物，促进分泌黏性较低的分泌物，并可通过增加水通道蛋白表达，提高支气管分泌物的水含量。对于合并肺部感染的患者，氨溴索与抗生素具有协同作用。用法为 30mg tid。

4. 乙酰半胱氨酸（NAC）

使黏蛋白分子间的双硫键断裂，降低痰液黏度，使痰容易咳出。口服用法为 200mg tid。

5. 羧甲司坦

可使黏蛋白的二硫键断裂，降低分泌物黏滞度。口服用法为 0.5g tid。厄多司坦是其前体药物，口服经代谢产生 3 个含有游离巯基的代谢产物而发挥药理作用。口服用法为 30mg bid。

6. 其他

高渗盐水可以刺激排痰性咳嗽，降低痰液形成拉丝的能力，降低痰液的黏弹性，促进黏液分泌与水化。联合应用支气管扩张剂可改善患者的咳嗽清除能力。

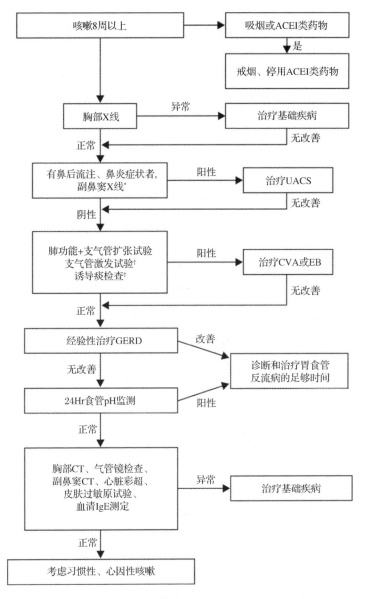

图 7.1　慢性咳嗽诊断流程

注：当临床表现疑诊 UACS 时，即便鼻旁窦 X 线正常，也可以尝试进行经验性治疗。† 如果无法评估，可考虑经验治疗。ACEI：血管紧张素转换酶抑制剂；UACS：上气道咳嗽综合征；CVA：咳嗽变异型哮喘；EB：嗜酸粒细胞性支气管炎；GERD：胃食管反流症；CT：计算机断层扫描

第八章　慢性阻塞性肺疾病

一、概述

（一）COPD 的定义

慢性阻塞性肺疾病（chronic obstructive pulmonary disease，COPD）简称慢阻肺，是一种慢性炎症性肺病，会导致肺部阻塞气流。症状包括呼吸困难、咳嗽、黏液（痰）产生和喘息。这是由于长期接触刺激性气体或颗粒物质引起的，通常来自香烟烟雾。患有 COPD 的人患心脏病、肺癌和各种其他疾病的风险增加。COPD 是可以治疗的。通过适当的管理，大多数 COPD 患者可以实现良好的症状控制和生活质量，并降低其他相关疾病的风险。

COPD 的特征：慢性气流受限由多种小气道疾病导致（如阻塞性支气管炎）和肺实质破坏（肺气肿）造成，二者在疾病发展的过程中起作用中的相对占比因人而异。这些改变各自以不同速度进展，而不总是同时发生发展的。慢性炎症导致结构改变，使小气道狭窄，并破坏肺实质从而导致肺泡附着物丢失、降低肺弹性回缩力。反过来，小气道的丢失导致的纤毛异常及气流受限也是本病的特征之一。因肺量仪测定普遍易开展及其可重复性高，是目前测量气流受限的通常方法。GOLD 2018 及之前报告并未提及之前许多定义常强调的"肺气肿"和"慢性支气管炎"。肺气肿（肺泡气体交换面的破坏）作为一个病理学名词常常（但是错误的）被用作一个临床诊断，用于描述 COPD 许多结构异常中的 1 种。慢性支气管炎（咳嗽咳痰每年超过 3 月，共计 2 年以上）虽是一个流行病学意义上有用的临床诊断，但仅能覆盖疾病多个方面中的一小部分。不过，如果改变慢性支气管炎的定义，或者在较高水平吸烟或职业吸入暴露人群中调查，慢支炎的发病率会升高。值得注意的是，呼吸道症状可能先于气流受限出现之前出现，从而使之被当作急性呼吸道事件。慢性呼吸道症状也可能存在肺量仪测定正常的人群中，特别要注意的是，许多无气流受限的吸烟者存在不同程度的肺气肿、气道壁增厚及肺过度充气这些肺疾病存在的结构性证据。

（二）COPD 的现状

COPD 是最常见的慢性呼吸道疾病，COPD 是长期累积的有害气体、颗粒的暴露与基因异常、气道高反应、肺发育不良等宿主因素相互作用的结果。尽管在某些国家室外、室内空气污染（燃烧木材等生物燃料产生的）、职业性暴露是 COPD 发病的主要危险因素，通常情况下 COPD 的患病率与吸烟率是直接相关的。我国慢阻肺患者诊断率低，仅 1/3 被诊断，漏诊和误诊率高，且多数病情严重，60% 以上为中重度。最新流行病学调查结果显示：2010 年，全球有 COPD 患者 3.84 亿，患病率 11.7%，全球每年有 300 万人死于 COPD，估计占全球死亡人数的 6%。目前我国 COPD 的患病率占 40 岁以上人口的 8.2%，国内每年死亡人数达 100 万，约占全世界的 1/3，是我国城市居民第 4 大死亡原因。COPD 产生巨大的经济负担。2016 年在欧盟因 COPD 产生的医疗开支是 386 亿欧元，美国则因 COPD 直接开支 320 亿美元，AECOPD 在这些 COPD 对卫生系统造成的负担中占据最高比例。

二、诊断和鉴别诊断

（一）COPD 的诊断

任何患有呼吸困难、慢性咳嗽或咳嗽以及接触危险因素的患者都应该在临床上考虑 COPD 的诊断（见表 8.1）。

表 8.1　考虑诊断 COPD 的关键提示点

若 40 岁以上的个体存在以下提示中的任何一点，都应考虑 COPD 并进行肺功能检测。这些提示并非诊断本身，但多个关键提示的存在提高了被诊断为 COPD 的可能性。肺功能是 COPD 诊断的必备条件。

呼吸困难	进行性加重运动时加重 持续存在
慢性咳嗽	可能是间歇性的，也可能是干咳 反复发作喘息
慢性咳痰	任何形式的慢性咳痰均提示 COPD
	反复发作下呼吸道感染
危险因素病史	宿主因素（如遗传因素、先天或发育异常等）、烟草吸入（包括当地流行的其他烟草类似物）、家庭烹饪及取暖造成的烟尘 职业粉尘、蒸气、烟、气体或其他化学物质
家族史/童年因素	比如低出生体重、儿童呼吸道感染等

慢性进行性的呼吸困难是 COPD 最典型的症状。COPD 的诊断需要进行肺功能检查。吸入支气管扩张剂后 $FEV_1/FVC < 70\%$ 提示持续性的气流受

限，并且排除其他疾病，可以确诊为 COPD。肺功能检查是诊断慢性阻塞性肺病的金标准。2018 年的 GOLD 指南表明，如果在使用支气管扩张剂后 FEV_1/FVC 在 0.6~0.8 之间，则应在另一个场合再次测量以确认诊断。如果 $FEV_1/FVC<0.6$，则不可能自发地升至 0.7 以上。为了准确测量肺功能，应注意以下事项进行肺功能检查（见表 8.2）。尽管支气管扩张剂后的肺功能检测对于 COPD 的诊断是必要的，但不再建议评估气流限制的可逆性（例如支气管扩张或激素使用前后的 FEV_1）以指导治疗。可逆性程度似乎与 COPD 诊断增加、哮喘不同以及预期长期使用支气管扩张剂或激素相关。在没有接触过烟草和其他刺激物的无症状人群中，肺功能筛查可能没有价值。任何有吸烟或环境职业污染和生物燃料暴露史的人，临床上有呼吸困难或咳嗽的病史，都应进行肺功能检查，以筛查早期 COPD 病例。

表 8.2　进行肺功能仪检测时的注意事项

准备
肺功能仪应定期校正
肺功能仪应以复印件或数字显示屏的方式展示呼气曲线，以检测技术错误。或者有自动识别不合格测试的提示并给出不合格的原因
检查者应进行优化技术及如何完成高质量检查的培训
检查时需要患者尽大最大努力，避免测量值偏低并导致诊断和管理上的错误
扩张支气管
可采用的模式是 400mg 短效 β_2 受体激动剂，160mg 短效胆碱能受体拮抗剂，或二者联合使用。检查的时间应是在短效 β_2 受体激动剂使用 10~15min 后，短效胆碱能受体拮抗剂或联合用药 30~45min 后
检查
肺功能仪检查应使用符合已发布标准的技术
呼气容积/时间曲线应平滑，没有无规则波动。吸气及呼气间隔应小于 1s
记录时间足够长使曲线达到容量高平台，严重患者可能需超过 15s
FVC 及 FEV_1 均应取 3 次合格检查中的最大值，同时 FEV_1、FVC 在此 3 次检查中的变异率均不应超过 5% 或 150ml
FEV_1/FVC 的比值应在技术上可接受的，FEV_1 与 FVC 之和最大的曲线中取得
评价
肺功能仪测定结果的评估是通过将结果与基于年龄、身高、性别、种族的参考值而得到的
吸入支气管扩张剂后 $FEV_1/FVC<0.70$ 证实存在气流受限

进一步的检查：以下的进一步检查应被考虑入 COPD 诊断和评估的一部分。

α-1 抗胰蛋白酶（AATD）筛查：WHO 建议所有诊断了 COPD 的患

者均应进行 AATD 筛查，特别是在高发地区。尽管经典的 AATD 通常是全小叶肺气肿的年轻患者（<45 岁），但近来认识到由于诊断延误导致一些 AATD 患者在年龄较大时才被发现。

影像：胸部 X 线检查虽然对 COPD 诊断没有用处，但对排除其他疾病及确诊重大合并症（如肺纤维化、支气管扩张、胸膜疾病等呼吸性疾病，脊椎后凸等运动系统疾病以及心脏肥大等心脏疾病）有效果。与 COPD 相关的 X 线改变为肺过度充气征（膈肌低平、胸骨后气体空间增大）、肺透光度增加、血管纹理迅速变细。胸部 CT 不作为常规推荐，除非为了检查支气管扩张或 COPD 患者肺癌风险高到需要筛查的程度。特别是肺气肿的存在可能导致肺癌发病风险升高。不过，当存在合并症时，CT 扫描对于鉴别诊断是有帮助的。另外，若拟行肺减容术之类的手术治疗，或考虑行非手术肺减容治疗，则必须行 CT 扫描，因为肺气肿的分布是判断是否适合手术的最重要因素。评估肺移植亦须行 CT 扫描。

肺容量和弥散功能：COPD 患者从疾病早期就表现出气体陷闭（残气容量上升），随着气流受限加重而出现静息过度充气（肺容量上升）。这些变化可被体描仪或氦稀释肺容量测定（精确度较差）所测定出来。这些检查可协助对 COPD 严重程度进行分级，但并非患者管理的关键。弥散功能测定可提升 COPD 肺气肿在功能上的影响，对于那些呼吸困难严重程度与气流受限不成比例的患者是有益处的。

血氧测定与血气分析：脉氧仪可用于评估患者动脉氧饱和度，并评估氧疗的必要性。对于所有存在提示呼吸衰竭或右心衰的患者均应行脉氧测量。若外周血氧饱和<92%，则应行动脉血气分析。

运动耐量和体力活动评估：客观的运动耐量损害测定（由自主步行距离的减少值或通过实验室内增强运动测试而测量出来）是健康受损程度的一个提示指标，也是判定预后的一个强力预测因子。步行实验对于评价残障程度及评估死亡风险是有用的，并被用于评估肺康复治疗的有效性。限定步伐的往回步行测试和不限步伐的 6 min 步行试验都可采用。

（二）COPD 的评估

2011 年，GOLD 首次提出全新的 ABCD 综合评估模式，打破了旧有的肺功能分级模式，具有划时代的意义。但相较于第 1 秒用力呼气量（FEV_1），旧版 ABCD 模式并不能更好地预测慢阻肺的重要临床结局（如死亡率），同时 D 组患者结局受"急性加重和肺功能"的双重影响，易引起混淆。需要指出，虽然 FEV_1 仍是预测慢阻肺预后的重要因素，但 FEV_1 并不能单独指导慢阻肺的个体化药物治疗。因此，2017 年，GOLD 在此方面做了重大的更新，将肺功能从 ABCD 分组中独立出来，也就是说，在不依赖肺功能的前提下，即可对慢阻肺患者进行综合评估，并指导个体化药物治疗。我国的 D 组患者群体庞大，新的综合评估模式，适于我国国情，易于推广，方便个体化用药指导。2017 年，GOLD 更新后的综合评估内容包括：①症状评估。使用 2 种症状评估工具 mMRC 呼吸困难指数量表和 CAT 慢阻肺评估测试问卷，见表 8.3；②急性加重风险评估。记录患者的急性加重史，包括急性加重次数和住院史。综合评估方案见图 8.1。

表 8.3　mMRC 问卷

mMRC 分级	呼吸困难症状
0	仅在费力运动时出现呼吸困难
1	平地快步走或步行爬小坡时出现气短
2	由于气短，平地行走时比同龄人慢或者需要停下来休息
3	平地行走 100 m 左右或数分钟后需要停下来喘气
4	因严重呼吸困难而不能离开家，或在穿衣服、脱衣服时出现呼吸困难

　　CAT（COPD 评估测试）：CAT 包含了 8 项关于 COPD 健康状态损害的一维量表。它是为全球广泛应用而发明的，并且有许多语言的正确翻译版本。得分从 0 到 40，与 SGRQ 紧密相关，在许多出版物中有大量的记录。

CAT 问卷对于以下每一项，在最符合你当前状况的得分处划×			
例：我非常高兴	①② ③④⑤	我非常难过	得分
我从不咳嗽	①②③④⑤	我一直在咳嗽	
我没有痰	①②③④⑤	我胸腔里全是痰（黏液）	
我没有胸闷的感觉	①②③④⑤	我感到非常胸闷	
我爬个小坡或一层楼梯不感到呼吸困难	①②③④⑤	我爬小坡或上一层楼时感到呼吸困难非常严重	
我在家里的活动不受限制	①②③④⑤	我在家活动非常受限	
虽然有肺部病情，但我可以自信地离家外出	①②③④⑤	因为肺部病情，我完全没有离家外出的信心	
我睡眠很健康	①②③④⑤	因为肺部病情，我完全睡不好	
我感到精力充沛	①②③④⑤	我完全没有精力	
总分			

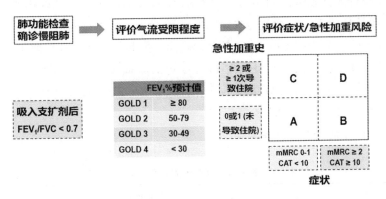

图 8.1　GOLD2017 COPD 的综合评估方案

　　COPD 的病程分为 2 期。①急性加重期：是呼吸道症状（咳嗽、咳痰、呼吸困难）的急性恶化，导致患者需要附加的治疗措施。COPD 急性加重可由许多因素导致，最常见的诱因是呼吸道感染。COPD 急性加重期的症状通常持续 7～10d，但有时可能持续更久，约有 20% 的患者 8 周后仍无法恢复到急性加重前的状态。有些 COPD 患者特别容易出现频繁急性加重，频繁急性加重定义为一年急性加重 2 次或 2 次以上，这些患者与那些非频繁急性加重的患者相比，他们的健康状况会更加糟糕。急性加重期分 3 级。轻度：仅需要短效支气管扩张剂治疗；中度：需要短效支气管扩张剂联合抗生素和/或口服糖皮质激素治疗；重度：患者需要住院或者急诊就诊；重度急性加重还可能伴有急性呼吸衰竭。②稳定期：患者的咳嗽、咳痰和呼吸困难等症状稳定或症状轻微，病情恢复到急性加重以前的状态。

　　评估慢性合并症：患者在被诊断为 COPD 时常合并一些重大的慢性合并症，因为 COPD 代表的是机体（特别是老年人）对一系列常见危险因素（如老龄、吸烟、酒精、饮食情况及活动减少）刺激而出现的多种变化中的一个重要组成部分。COPD 本身也会有肺外（全身）效应，包括体重下降、营养不良和骨骼肌功能障碍。骨骼肌功能障碍特征是少肌症（肌细胞丢失）和残余细胞功能异常。其病因是多因素的（如活动减少、饮食不佳、炎症和低氧血症），可参与导致 COPD 患者活动耐量下降及健康状态不良。值得重视的是，骨骼肌功能障碍是引起活动耐量下降的一个可矫正的因素。通常的合并症包括心血管疾病、骨骼肌功能障碍、代谢综合征、骨质疏松、焦虑和肺癌。COPD 的存在可提高许多疾病的患病风险，这在 COPD 与肺癌的关系中表现得异常显著。尚不清楚这种联系到底是由于共同危险因素（如吸烟），还是易感基因，抑或是致癌物质清除受损。合并症可发生于轻度、中度、重度气流受限的 COPD 患者中，对死亡率和住院率有独立的影响作用，应被针对性治疗。因此，对任何 COPD 患者都应常规搜查合并症，并给予合理的治疗。关于 COPD 患者的合并症的诊断、严重程度评估及管理的推荐与其他患者是相同的。

（三）鉴别诊断（见表 8.4）

表 8.4　COPD 的鉴别诊断

诊断	提示诊断的特征
COPD	中年发病 症状缓慢进展 吸烟史或其他烟尘暴露史
哮喘	早年发病（常常在童年） 每天症状变化大 夜间、晨起症状加重过敏、鼻炎和/或湿疹家族哮喘史 并存肥胖症
充血性心力衰竭	X 线胸片提示心脏增大，肺水肿 肺功能测试显示容量受限而不是气流受限
支气管扩张	大量脓痰，常与细菌感染相关 X 线胸片/CT 显示支气管扩张，管壁增厚
肺结核	所有年龄均可发病，X 线胸片显示肺部浸润影微生物检测确认 结核高发地区
闭塞性细支气管炎	早年发病，非吸烟者 可能有类风湿病史或急性烟尘暴露肺或骨髓移植术后 呼气相 CT 显示低密度区
弥漫性泛细支气管炎	主要见于亚裔，以男性非吸烟者常见 几乎所有患者均伴有鼻窦炎 X 线胸片及 HRCT 显示弥漫性小叶中央结节状密度增高及过度充气

这些特征倾向于提示各自代表的疾病，但这不是必然的。比如，从未吸烟的人也可能患 COPD（特别是在发展中国家，其他危险因素可能比烟草吸入更为重要）；哮喘也可能首发于成年人甚至老年患者

三、诊断流程（见图8.2）

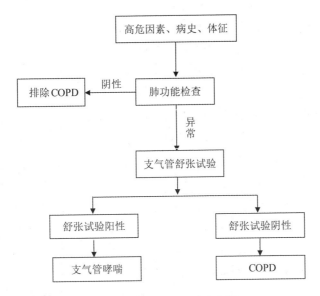

图8.2 慢阻肺诊断的流程图

四、防治要点

COPD的治疗目标包括2个方面：其一是迅速缓解患者的症状和减轻患者的临床表现；其二是降低患者未来健康恶化的风险，如反复发作的急性加重。

（一）稳定期治疗

1. 戒烟

教育和劝导患者戒烟；因职业或环境粉尘、刺激性气体所致者，应脱离污染环境。

尼古丁替代产品：尼古丁（尼古丁口香糖、透皮贴、舌下含片等）可靠地提高长期戒烟率，作用明显强于安慰剂。尼古丁治疗的禁忌证包括近期心梗、中风。尽管有效性尚存争议，电子烟已越来越多地被用于尼古丁替代治疗。不过其安全情况尚存争议，一些组织建议广泛推广前应谨慎使用。

2. 药物治疗

COPD的药物治疗是用来改善症状、降低急性加重的频率及严重程度、改善运动耐量及健康状况。

（1）支气管扩张剂：可松弛支气管平滑肌、扩张支气管、缓解气流受限，是控制 COPD 症状的主要治疗措施。短期按需应用可缓解症状，长期规则应用可预防和减轻症状，增加运动耐力。

β_2 肾上腺素受体激动剂主要是通过激动呼吸道的 β_2 受体，松弛支气管平滑肌起作用。与吸入剂相比，口服制剂起效慢，副作用多。吸入 β_2 受体激动剂起效相对较快。短效 β_2 受体激动剂（SABA，如沙丁胺醇或特布他林）药效通常可维持 4～6h，规律和按需使用的 SABA 可改善 FEV_1 及症状。长效 β_2 受体激动剂（LABA）吸入作用持续时间可达 12h 以上，规律使用不会出现效应降低。福莫特罗和沙美特罗是 1 天 2 次给药的 LABA，可显著提高 FEV_1 及肺容量，改善呼吸困难及健康状态，减少急性加重率及住院次数，但是对死亡率及肺功能持续下降没有作用。茚达特罗 1 天给药 1 次，可改善呼吸困难及健康状态，降低急性加重率。一些病人在吸入茚达特罗时会咳嗽。奥达特罗和维兰特罗是另外 2 种，1 天 1 次，并可改善肺功能及症状。

不良反应：激动 β_2 受体可能导致静息状态窦性心动过速，有诱发易感人群人心律失常的潜在可能。在一些使用高剂量 β_2 受体激动剂的老年患者中，不论给药途径如何，引发躯体震颤的加剧也是令人困扰的。尽管可能出现低钾血症（特别是联合使用噻嗪类利尿剂时），慢性心衰患者的静息氧耗也可能增加，但这些反应会随时间推移而减弱（也就是存在快速耐受性）。使用 SABA 或 LABA 都可能引起血氧分压轻微下降，但这些改变的临床意义尚不明确。β_2 受体激动剂与 COPD 患者肺功能下降及死亡率增加没有关联（尽管在哮喘患者中是有相关性的）。

抗胆碱能药主要通过阻断乙酰胆碱和 M_3 受体的结合而发挥效应。吸入性长效抗胆碱能药（LAMA）噻托溴铵选择性作用于 M_3 和 M_1 受体。吸入性短效抗胆碱能药（SAMA，如异丙托溴铵）一般可维持 8h 以上。吸入长效抗胆碱能药，如噻托溴铵、乌美溴铵、格隆溴铵，药效可持续 24h 以上。

不良反应：吸入性抗胆碱能药物吸收很少，所以其类似阿托品的全身不良反应较少。在一个很大范围内的剂量与临床条件中，此类药物的大量使用被证实是非常安全的。主要副作用是口干。尽管偶有尿道症状报道，但没有数据表明两者存在因果关系。一部分使用异丙托溴铵的患者报告有苦涩的金属味道。有报道提及，规律使用异丙托溴铵的 COPD 患者，心血管事件发生率轻微增加。一项大型、长期的临床试验报道，在标准治疗方案上增加的噻托溴铵，对心血管事件风险没有影响。

茶碱类药物可解除气道平滑肌痉挛，在 COPD 应用广泛。另外，还有改善心搏血量、扩张全身和肺血管、增加水盐排出、兴奋中枢神经系统、改善呼吸肌功能以及某些抗炎作用等，但总体来看，在一般治疗茶碱血药浓度下，其他方面的作用并不突出。

联合支气管扩张剂的治疗推荐见下表 8.5。

表 8.5　稳定期 COPD 中的支气管扩张剂

吸入支气管扩张剂是 COPD 症状管理的中心环节，通常规律使用以预防及控制症状（A 级证据）

规则使用或按需使用的 SABA 或 SAMA 可改善 FEV_1 及症状（A 级证据）

SABA 与 SAMA 的组合在改善 FEV_1 及症状方面优于其任一组分（A 级证据）

LABA 与 LAMA 改善肺功能、呼吸困难、健康状况并减少急性加重（A 级证据）

与 LABA 相比，LAMA 更有效地减少急性加重（A 级证据），减少住院（B 级证据）

LABA 与 LAMA 的联合治疗与单药治疗相比，更好地改善 FEV_1 及症状（A 级证据）

LABA 与 LAMA 联合治疗在减少急性加重方面优于单药（B 级证据）

噻托溴铵可提升肺康复治疗对改善运动能力的有效性（B 级证据）

对于稳定期 COPD，茶碱表现出轻微的支气管扩张作用（A 级证据），并与轻微的症状改善有关（B 级证据）

（2）抗炎药物：迄今为止，急性加重（如急性加重频率，至少一次急性加重的患者，截至下一次急性加重的时间）是评估抗炎药物疗效的主要相关终点（表 8.6）。

表 8.6　稳定期 COPD 的抗感染治疗

吸入激素

对于伴有急性加重或中－极重度的 COPD 患者，ICS 联合 LABA 对于改善肺功能及健康状况以及减少急性加重比其单一组分更有效（A 级证据）

规律使用 ICS 治疗增加肺炎风险，特别是在重症患者（A 级证据）

三联治疗（ICS/LABA/LAMA）相较于 ICS/LABA 或 LABA/LAMA 或单用 LAMA，更好地改善肺功能、症状及健康状况，并降低急性加重率（A 级证据）

口服皮质激素

长期口服激素有许多副作用（A 级证据），并没有益处（C 级证据）

磷酸二酯酶-4（PDE4）抑制剂

对于存在慢性支气管炎，有急性加重病史的重度至极重度 COPD 患者

PDE4 抑制剂改善肺功能，并减少中－重度急性加重

PDE4 可改善使用固定剂量 ICS/LABA 治疗的患者的肺功能，并减少急性加重（A 级证据，原来是 B 级）

抗生素

1 年内长期使用阿奇霉素或红霉素减少急性加重（A 级证据）

阿奇霉素治疗与细菌耐药增加（A 级证据）及听力测试受损（B 级证据）有关

续表

黏痰溶解剂及抗氧化剂
规则使用 N-乙酰半胱氨酸和羧甲司坦对于部分人群可降低急性加重风险（B 级证据）
其他抗炎药物
对于急性加重高风险，且没有使用他汀指征的 COPD 患者，辛伐他汀不能预防急性加重（A级证据），不过对于合并有指征使用他汀的心血管或代谢疾病的 COPD 患者，观察研究表明可能具有一些益处 对白三烯受体调节剂的测试尚不充分

糖皮质激素：不建议长期单独使用吸入糖皮质激素（ICS）。对重度和极重度患者（Ⅲ级和Ⅳ级）、反复加重的患者，有研究显示长期吸入糖皮质激素与长效 β_2 肾上腺素受体激动剂联合制剂，可增加运动耐量、减少急性加重发作频率、提高生活质量，甚至有些患者的肺功能得到改善。在开始使用 ICS 联合 1 种或 2 种长效支气管扩张剂治疗时，应考虑的因素如下图 8.3 所示。目前常用剂型有沙美特罗加氟替卡松、福莫特罗加布地奈德、维兰特罗加氟替卡松。口服糖皮质激素有许多副作用，包括可能导致肌肉无力、功能下降、严重 COPD 患者的呼吸衰竭的骨骼肌病。因此，不建议长期口服激素治疗（A 级证据）。一般仅在住院或急诊对急性加重期短期内使用。

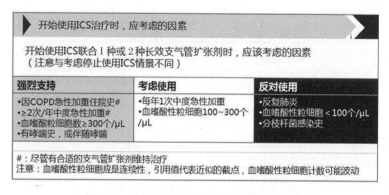

图 8.3　开始使用 ICS 治疗时应考虑的因素

磷酸二酯酶-4 抑制剂：对于既往有急性发作史和支气管炎的 GOLD3 和 GOLD4 患者，磷酸二酯酶-4 抑制剂罗氟斯特联合口服糖皮质激素可以减少急性加重次数。PDE4 抑制剂用于治疗 COPD 比吸入性药物具有更多不良反应。最常见的是腹泻、恶心、食欲下降、体重下降、反常疼痛、睡眠障碍及头痛。

抗生素：近期的研究表明，一些抗菌药物的规律使用可能会降低急性加重率。与常规治疗相比，对易于出现急性加重的患者，1 年内规律使用阿奇霉素（250mg qd 或 500mg tiw）或红霉素 500mg bid 可减少急性加重风险。阿奇霉素的使用与细菌耐药增加及听力测试损害有关。

黏痰溶解剂和抗氧化剂：对于没有使用 ICS 的 COPD 患者，规律使用黏痰溶解剂如羧甲司坦和 N-乙酰半胱氨酸（NAC）可能降低急性加重并轻微改善健康状况。

（3）疫苗：流感疫苗可减少 COPD 患者的严重疾病和病死率。分为灭活或减毒疫苗，推荐使用减毒活疫苗并且每年接种 1 次。流感疫苗降低 COPD 患者严重疾病及死亡的风险（B 级证据）。23 价肺炎球菌多糖疫苗（PPSV23）降低 65 岁以下（FEV_1＜40％预计值或存在合并症）的 COPD 患者社区获得性肺炎的发病率（B 级证据）。在大于 65 岁的普通人群中，13 价肺炎联合疫苗（PCV13）对减少细菌感染及侵袭性肺炎球菌病有显著的作用（B 级证据）。

3. 非药物治疗

长期家庭氧疗（LTOT）：指征。PaO_2＜55mmHg 或 SaO_2＜88％ 或者 55mmHg＜PaO_2＜60mmHg，伴随肺动脉高压或右心衰或红细胞增多症（HCT＞55％）。长期（＞15h/d）氧疗对于存在严重静息低氧血症的慢性呼吸衰竭患者有改善生存的作用（A 级证据）。对于静息或运动时中度缺氧的稳定期 COPD 患者，长期氧疗不能延缓死亡或入院，也不能改善任何可以量化的结局。

通气支持：对于同时存在 COPD 和阻塞性睡眠呼吸暂停的患者，持续气道正压通气（CPAP）可明显改善生存率及住院风险。无创正压通气可减少部分患者重复住院及死亡率，特别是对于存在日间高碳酸血症（$PaCO_2$≥52mmHg）的患者（B 级证据）。

康复治疗：肺康复治疗的主要目标是减少症状、提高生活质量、改善活动耐量。COPD 患者，特别是肺功能重度的 COPD 患者，往往存在活动受限、相对社会孤立、精神状态改变（尤其是抑郁）、肌肉萎缩以及体重下降等问题。这些因素之间相互作用并可以形成恶性循环，康复治疗的目的之一是打断这一循环。

推荐 1 周进行 2 次监护下的运动训练，每次 10～45min。运动强度从 50％最大耗氧量至最大耐受量。其训练方式可以是耐力训练、间歇训练、阻力/力量训练的任意组合；最好包括步行锻炼及上下肢训练；也可纳入柔韧性、吸气肌训练以及神经肌肉电刺激。所有情况下，康复干预的范围及强度都应个体化以达到最佳的功能恢复。应向患者强调长期行为改变可改善运动功能，降低 COPD 的心理影响。

营养支持：营养状态是决定 COPD 患者症状、病残、预后的重要因素。体重过高或过低都是个问题。目前有关营养方面的推荐仅限于专家的意见和一些小规模的临床试验。约 25％肺功能中重度的 COPD 患者有体重指数（BMI）和游离脂肪质量的下降。体重指数下降是影响 COPD 死亡率的一个独立的危险因素（A 类证据）。

4. 外科治疗：肺减容术、肺大疱切除术、肺移植术等

肺减容术（LVRS）：LVRS 是一种切除部分肺组织以改善过度充气的手术，通过改善呼吸肌的机械效率以使其更有效地提供通气压力。LVRS 改善肺弹性回缩力，故而可改善呼气流速并减少急性加重。LVRS 可改善肺康复治疗后运动耐量仍差的存在一侧上肺肺气肿的重度肺气肿患者的生存率（A 级证据）。对于 $FEV_1 \leqslant 20\%$ 预计值的重度肺气肿患者，以及高分辨 CT 显示均匀肺气肿患者和 $DLCO \leqslant 20\%$ 预计值的患者，相比内科治疗，LVRS 反而增加死亡率。

肺大疱切除术：肺大疱切除是较早出现的针对大疱性肺气肿的手术。切除肺大疱常常无法改善气体交换，并可导致并发邻近肺实质减压。经筛选出剩余肺组织保存良好的患者，在这部分患者中，肺大疱切除术与呼吸困难减轻、肺功能改善及运动耐量改善存在相关性（C 级证据）。

肺移植术：经恰当挑选适合的重度 COPD 患者，肺移植术可改善生活质量及功能（C 级证据）。

5. 其他治疗

经纤支镜介入治疗，包括支气管内活瓣、肺内合金圈、热蒸气消融（B 级证据），经挑选适合的晚期肺气肿患者，经纤支镜干预治疗在治疗后 6 个月可降低呼气末肺容量，改善运动耐量、健康状况及肺功能。

（二）药物治疗的评估、启动和随访

1. 药物治疗的随访管理

药物治疗的随访管理应在"先回顾，后评估，再调整（必要时）"这一原则下进行。

回顾：回顾症状及急性加重风险。

评估：评估吸入技术及是否坚持使用，以及非药物疗法的作用。

调整：调整药物治疗方案，包括升级或降级。更换吸入装置或在同一类吸入剂中改变药物也是合理的。做出任何调整后，都应再次回访其临床反

应，包括不良反应。

2. 呼吸困难

对于使用了单一长效支气管扩张剂后仍存在持续的呼吸困难及运动受限的患者，推荐使用2种支气管扩张剂。

若增加1种长效支气管扩张剂后患者症状仍不改善，则建议重新降回单药治疗。也可考虑更换吸入装置或药物。对于已使用 LABA/ICS 仍存在持续的呼吸困难及运动受限的患者，可加用 LAMA 而升级为三联治疗。

另外，如 ICS 使用指征不当，或对 ICS 治疗反应不佳，或者出现需要停用 ICS 的不良反应，则可考虑将 LABA/ICS 改为 LABA/LAMA。

3. 急性加重

对于所有以单一支气管扩张剂治疗仍出现急性加重的患者，推荐升级到 LABA/LAMA 或 LABA/ICS。对于有哮喘病史或有支持哮喘证据的患者，更倾向于选择 LABA/ICS。血嗜酸细胞计数可识别出 ICS 收益可能性大的患者。对于一年急性加重1次的患者，eos＞300/μL 更可能从 LABA/ICS 治疗获益。而对于前1年急性加重大于2次或至少有1次入院的患者，当其 eos＞100 个/μL 时即可考虑使用 LABA/ICS 治疗，因为 ICS 的效用在急性加重频率较高和/或严重的患者中更为显著。

若患者使用 LABA/LAMA 治疗仍出现急性加重，建议以下2条路径。eos＜100 个/μL 可作为预测 ICS 起效可能性低的指标。

升级到 LABA/LAMA/ICS。当 eos＞100 个/μL 时，加用 ICS 可能获得收益，eos 越高，收益的可能性及程度越大。

如 eos＜100 个/μL，加用罗氟司特或阿奇霉素。

若患者使用了 LABA/ICS 仍有急性加重，建议加用 LAMA 而升级到三联治疗。另外，如果对 ICS 治疗反应不佳，或出现需停用 ICS 的不良反应，可将治疗更改为 LABA/LAMA。

若患者使用了 LABA/ICS/LAMA 仍有急性加重，考虑以下选项。

（1）加用罗氟司特。可考虑用于存在 FEV_1＜50％预计值和慢性支气管炎的患者中，特别是在过去1年里有过1次以上急性加重入院病史的患者。

（2）加用大环内酯。现有证据最完整的是使用阿奇霉素。做决定时应考虑到其导致病原生物耐药的可能。

（3）停用 ICS。报道显示其缺乏疗效、不良事件（包括肺炎）增加。不过，撤除 ICS 后，那些 eos＞300 个/μL 的患者出现急性加重的可能性最大，故应密切随访这类患者。

（三）慢性阻塞性肺病：非药物治疗和吸入疗法的应用策略（见图 8.4）

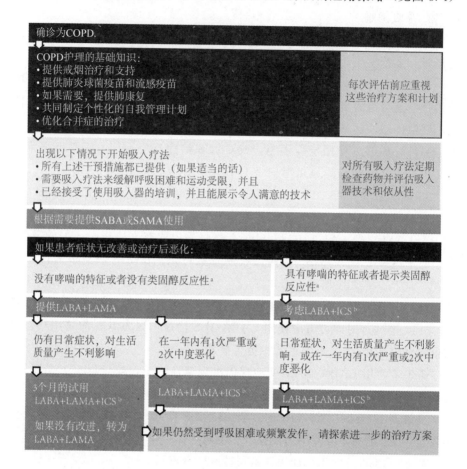

图 8.4　慢性阻塞性肺病：非药物治疗和吸入疗法的应用策略

a. 哮喘的特征和类固醇反应性：包括任何先前的哮喘特征或特应性的诊断，更高的血液嗜酸性粒细胞计数，FEV_1 随时间的显著变化（至少 400ml）或呼气峰值流量的显著昼夜变化（至少 20%）。b. 注意服用 ICS 的人患副作用（包括肺炎）的风险增加。

（四）急性加重期治疗

1. 急性加重期的原因及病情严重程度

确定急性加重期的原因及病情严重程度，最多见的急性加重原因是细菌或病毒感染。根据病情严重程度决定门诊或住院或入住 ICU 治疗（见表 8.7、表 8.8）。治疗 COPD 急性加重的目标是减少目前急性加重的负面影响并预防后续事件的发生。

（1）如何评估急性加重的严重程度：①动脉血气分析；②胸片；③心电图。

（2）其他实验室检查。

①全血细胞计数；②急性加重期脓痰的存在足以提示应开始经验性的抗生素治疗；③生化检查有助于明确患者有无电解质紊乱、糖尿病，以及营养不良。

表 8.7 COPD 急性加重到医院就诊或住院治疗的指征

COPD 症状显著加剧，如突然出现的静息状态下呼吸困难
有严重的 COPD 疾病基础
出现新的体征（如发绀、外周水肿）
原有治疗方案失败
有严重的伴随疾病
新近发生的心律失常
诊断不明确
高龄患者 COPD 急性加重
院外治疗不力或条件欠佳

表 8.8 COPD 急性加重收入 ICU 的指征

严重呼吸困难且对初始治疗反应不佳
精神紊乱、嗜睡、昏迷
经氧疗和无创正压通气（NPPV）后，低氧血症（$PaO_2 < 40mmHg$）仍持续或呈进行性恶化，和（或）高碳酸血症（$PaCO_2 > 60mmHg$）严重或恶化，和（或）呼吸性酸中毒（$PH < 7.25$）严重或恶化

2. 低流量吸氧

发生低氧血症者可鼻导管吸氧，或通过文丘里（Venturi）面罩吸氧。一般吸入氧浓度为 28％～30％，应避免吸入氧浓度过高引起二氧化碳潴留。

3. 抗菌药物

当患者呼吸困难加重、咳嗽伴痰量增加、有脓性痰时，应根据患者所在地常见病原菌类型及药物敏感情况积极选用抗菌药物治疗。抗生素可缩短恢复时间，降低早期复发风险及治疗失败率，缩短住院时间。治疗时间为 5～7d。

4. 支气管扩张剂同稳定期

有严重喘息症状者可给予较大剂量雾化吸入治疗，如应用沙丁胺醇 500 μg 或异丙托溴铵 500 μg，或沙丁胺醇 1000 μg 加异丙托溴铵 250～500 μg，通过小型雾化器给患者吸入治疗以缓解症状。

5. 糖皮质激素

全身激素可缩短恢复时间并改善肺功能（FEV_1），也可改善氧合，降低早期复发风险以及治疗失败率和住院时间。推荐使用 40mg/d 泼尼松，疗程 5d。口服泼尼松的疗效与静脉治疗疗效是相同的。

6. 机械通气

对于没有绝对禁忌证、存在急性呼吸衰竭的 COPD 患者，无创机械通气（NIV）应作为首选的通气模式，因为它可改善气体交换、降低呼吸功能、减少气管插管、缩短住院时间并改善生存。急性加重期间启动有创通气的指征列于表 8.9。

表 8.9　有创通气的指征

无法耐受 NIV 或 NIV 治疗失败
呼吸或心搏停止后
意识减退，镇静药物无法充分控制的精神运动亢奋
大量的吸入，或持续呕吐
持续存在的气道分泌物排除障碍
对液体复苏及血管加压药物无反应的严重血流动力学不稳
严重的室性或室上性心律失常
无法耐受 NIV，且存在危及生命低氧血症的患者

7. 经鼻导管高流量吸氧治疗（HFNC）：对于急性低氧血症的呼吸衰竭患者，HFNC 可能作为标准氧疗或无创机械通气的替代措施。有研究表明 HFNC 可减少存在低氧血症和急性呼吸衰竭患者的插管率或死亡率。

8. 急性加重过后，应启动恰当的措施预防再次急性加重（见表 8.10）。

表 8.10　降低 COPD 发作频率的干预措施

支气管扩张剂	LABA、LAMA、LABA＋LAMA
包含激素的方案	LABA＋ICS、LABA＋LAMA＋ICS
抗感染治疗（非激素）	罗氟司特
抗感染	疫苗
	长期使用大环内酯
黏痰调节剂	N-乙酰半胱氨酸、羧甲司坦
其他	戒烟、康复、肺减容

（五）预防

指导国民培养良好健康的生活方式，增强机体抵抗力，戒除不良嗜好，进行系统的预防接种，减少危险因素的接触。特别是易感人群，应尽早戒烟及远离烟草烟雾的接触等。

五、病例分析

患者，男，65 岁。

反复咳嗽、咳痰 5 年，气促 1 年。

患者于 5 年前出现反复咳嗽、咳少量白色泡沫痰，晨起明显，无发热、盗汗，无咳脓痰，无胸痛、胸闷，无喘息，天气转变或秋冬季节明显，反复多次当地门诊诊治，具体不详。1 年前开始出现活动后气促，平路走 100m 或上坡时出现，休息后缓解，夜间可平卧，无双下肢水肿，自服"咳特灵"，症状无缓解。近 1 年症状有加重 2 次，曾在外院治疗，具体不详。发病以来，胃纳一般，尿量正常，大便正常，睡眠欠佳。无高血压、心脏病、糖尿病等病史。长期吸烟 40 年，每天约 20 支，无饮酒嗜好。

体格检查：

T36.5℃，P96 次/min，R22 次/min，BP122/70mmHg，BMI18，SPO_2 95% （无吸氧下）；神志清，体形消瘦，皮肤巩膜无黄染，无皮疹及皮下出血点。咽无充血，双侧扁桃体无肿大。气管居中，甲状腺不大，颈静脉无怒张。桶状胸，两肺呼吸运动对称，双肺叩诊过清音，双肺呼吸音稍减弱，双肺未闻及干湿性啰音。心界不大，心率 96 次/min，律齐，各瓣膜区未闻及病理性杂音。腹部平软，无压痛和反跳痛，肝脾未及肿大，移动性浊音阴性。双下肢无浮肿。生理反射存在，病理反射未引出。

实验室及辅助检查：

血常规、生化、肝肾功能、D 二聚体、BNP 前体、心电图正常。血 eos <100 个/μL。

胸部 X 线：慢性肺气肿（见图 8.5）。

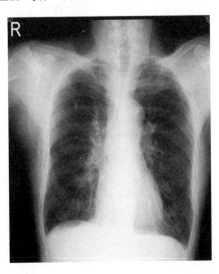

图 8.5

肺功能：重度阻塞性通气功能障碍，舒张试验阴性。

症状评估、肺功能评价气流受限的程度、急性加重风险评估和并发症的评估。症状评估采用 COPD 评估测试（CAT）或 mMRC 呼吸困难指数；mMRC 评分为 3 分。

诊断：

根据患者的症状、体征和辅助检查的结果，诊断为 COPD（D 组）。

诊治方案：

①完善血气分析、痰涂片、痰培养、胸部 CT、心脏彩超等检查。

②戒烟，健康宣教；定期接种疫苗，教会正确使用吸入装置。

③予吸入支气管舒张药，初始治疗采用双支扩（LABA＋LAMA），按需使用 SABA/SAMA。

④肺康复训练。

⑤门诊随诊，评价治疗效果。

病例点评：

患者年龄超过 40 岁，有长期吸烟史，体重指数低，属 COPD 的高危人群。患者有典型的 COPD 症状：慢性咳嗽、咳痰，好发于秋冬季节，后期出现呼吸困难；COPD 的体征：桶状胸、双肺叩诊过清音、双肺呼吸音减弱，胸片检查对鉴别肺部并发症及与其他疾病（如肺间质纤维化、肺结核等）具有重要意义，患者肺功能提示重度阻塞性通气功能障碍，肺功能具有确诊 COPD 的意义。根据患者的症状评估、急性加重风险评估为 D 组。吸入支气管扩张剂是 COPD 治疗的核心。该患者属于多症状高风险，查血嗜酸细胞＜100 个/μL，舒张试验阴性，不具有哮喘的特征，对于此类患者，根据图 8.4 的治疗策略，首选双支扩，即 LABA＋LAMA，按需使用 SABA/SAMA，教会正确使用吸入装置，并告知戒烟、疫苗、肺康复等基本治疗，治疗后注意随访，评估疗效。

第九章　支气管哮喘

一、概述

（一）哮喘的定义

支气管哮喘（bronchial asthma）简称哮喘，是一种异质性疾病，其特征通常是慢性气道炎症，具有呼吸道症状病史（如哮鸣、呼吸急促、胸闷和咳嗽），这些症状随时间而改变，并且严重程度也存在变化，并伴有可变的呼气气流受限。

哮喘与COPD的差异有时很明显：在有吸烟大于20年的个人史的中年或老年人中，如果出现长期运动受限和持续性气流阻塞，就提示COPD的诊断。存在COPD时，支气管扩张剂使用前后的肺功能测定可证实气流阻塞具有不可逆性或仅有极小的可逆性。然而，两者的差异在其他时候不太明显，例如部分哮喘患者随着病程延长，当出现明显的气道重塑，气流受限的可逆性明显减小，临床很难与COPD相区别。当COPD患者表现出发作性症状及其气流阻塞有很大可逆性时，这些患者中出现了哮喘与COPD的这些重叠特征，定义为了哮喘 - COPD重叠（Asthma - COPD Overlap，ACO），有10%～20%的哮喘患者有COPD的特征。

（二）哮喘的现状

社会越进步，哮喘越多，近年来全球哮喘患病率呈逐年增长的趋势，目前全球至少有3亿哮喘患者，美国的哮喘患病率约为13%，据最新的"中国成人肺部健康研究"（CPH Study）的研究结果显示：我国20岁及以上人群哮喘患病率为4.2%，其中男性患病率4.6%，女性患病率3.7%，患者总人数4570万，其中男性2570万，女性2000万。哮喘的患病率存在明显的性别差异。儿童期哮喘通常以男性患病为主，青春期时男性患病相对优势达到最大。20～40岁男女患病率保持大致相同，40岁开始，该病在女性中更为常见。哮喘可出现于任何年龄，但与其他年龄段相比，新发哮喘较少发生于年龄较大的成人。职业性哮喘、阿司匹林敏感性哮喘和嗜酸性粒细胞性哮喘是3种独特的综合征，一般在成年期发病。

二、诊断、评估和鉴别诊断

(一)哮喘的诊断(下列1+2+3)

1. 临床表现

(1)发作性症状。喘息(高调的口哨声,常在呼气时出现)、咳嗽(常在夜间加重)、呼吸急促或呼吸困难、胸闷等。哮喘症状通常反复间歇性出现,时程数小时至数日,去除刺激因素后自行消退或应用平喘药后消退。哮喘患者可能长期没有症状。症状于夜间发作或加重常为哮喘的特征。

(2)特征性触发因素。运动(活动后5~15min发生,休息30~60min可消退)、冷空气、病毒感染、吸入变应原(包括尘螨、霉菌、有毛动物、蟑螂和花粉等)、药物(摄入阿司匹林30~120min发生)和工作相关的暴露等后诱发的呼吸系统症状提示哮喘。

(3)特应症个人史或家族史。对于呼吸系统症状提示哮喘的患者,如果有明显的哮喘和过敏家族史,或有特应性疾病的个人史(如特应性皮炎、季节性变应性鼻炎和结膜炎),就支持诊断为哮喘。

(4)儿童期有哮喘症状史。如果患者回忆起自己在儿童期出现了长期咳嗽、未发生感染的情况下夜间咳嗽等症状,或儿童期被诊断为"复发性支气管炎"或"哮鸣性支气管炎",则支持诊断为哮喘。

2. 证实呼气气流受限可变的客观检查(任意1条)

①支气管舒张试验阳性;②支气管激发试验阳性;③呼气流量峰值(PEF)平均每日昼夜变异率>10%,或PEF周变异率>20%,详见第四章肺功能。

3. 排除其他诊断

虽然喘息、气短、胸闷、咳嗽是哮喘的特征,但也是其他一些累及上、下呼吸道疾病的症状,肺功能检查时可发现气流阻塞。此外,某些非呼吸系统疾病的表现可类似于哮喘症状,如心力衰竭和胃食管反流,需要注意排除。

哮喘的发病机制及检查手段总结见下图9.1。

(二)哮喘的评估

1. 分期

根据临床表现,哮喘可分为急性发作期、慢性持续期和临床缓解期。

哮喘急性发作期指哮喘症状和肺功能恶化性发作,可能是哮喘的首发表现,也可能是已知哮喘患者受到"诱发"所致,诱发因素包括上呼吸道病毒感染、变应原或刺激物暴露、不依从控制药物或未知刺激暴露等。慢性持续期是指每周均不同频度和(或)不同程度地出现喘息、气短、胸闷、咳嗽等症状。临床缓解期是指患者无喘息、气短、胸闷、咳嗽等症状,并维持1年以上。

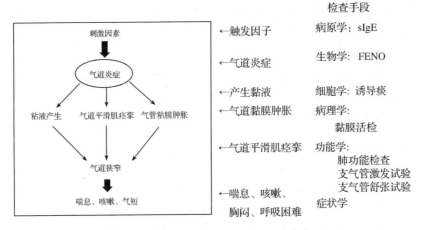

图 9.1　哮喘的发病机制及检查手段总结

2. 评估内容及分级

评估患者是否有并发症（如鼻炎、鼻息肉、鼻窦炎、胃食管反流、肥胖、阻塞性睡眠通气障碍、焦虑和抑郁、食物过敏等），评估哮喘的触发因素（如工作环境、变应原、药物和运动等），评估患者的药物使用情况（药物使用量、药物吸入技术、药物使用的依从性以及药物的不良反应）。

评估患者的临床控制水平：根据过去 4 周患者的症状进行评估，评估的内容应包括日间症状、夜间症状、使用 SABA 来缓解症状的频率以及进行正常活动和运动存在的困难，将患者分为哮喘症状进行良好控制、部分控制和未控制（见表 9.1）。

表 9.1　哮喘的控制水平分级

哮喘症状控制	哮喘症状控制水平		
	良好控制	部分控制	未控制
过去 4 周，患者存在： 　日间哮喘症状＞2 次/周　　是□否□ 　夜间因哮喘憋醒　　　　　是□否□ 　使用缓解药次数＞2 次/周　是□否□ 　哮喘引起的活动受限　　　是□否□	无	存在 1～2 项	存在 3～4 项

评估结果为未控制、上一年≥1 次发作史、依从性差、不正确的吸入技术、低肺功能、吸烟、血嗜酸粒细胞增多、入住过 ICU 等都是未来哮喘急性发作的危险因素。哮喘急性发作时严重程度不一，可在数小时或数天内出现，偶尔可在数分钟内危及生命，故应对病情做出正确评估，以便及时给予有效的紧急治疗。

重症哮喘是指患者在过去 1 年需要使用大剂量吸入性糖皮质激素和长效 β 受体激动剂（LABA）或白三烯调节剂/茶碱，和/或在过去 1 年≥50％的时间需要使用全身性糖皮质激素，必须已排除其他疾病，并且治疗了导致发作的因素。重症哮喘常具有潜在的致命风险，需要慎重的评估及严密的监测。

3. 评估的主要方法

主要评估症状（喘息、气短、胸闷、咳嗽等）和未来风险，肺功能监测（例如峰流速仪 PEFR），哮喘控制测试（（asthma control test，ACT）问卷（见表 9.2），呼出气一氧化氮浓度，定量分析咳出痰的嗜酸性粒细胞。FEV_1 和 PEF 是客观判断哮喘病情最常用的评估指标；ACT 问卷不要求测试患者的肺功能，简便、易操作，适合在缺乏肺功能设备的基层医院推广应用；FeNO 测定可于评估持续性气道炎症，标本获取比收集痰液容易，也可用于判断吸入激素治疗的反应。

表 9.2 哮喘控制测试（ACT）问卷及其评分标准

问题	1 分	2 分	3 分	4 分	5 分
过去 4 周内，在工作、学习或家中，有多少时候哮喘妨碍您进行日常活动	所有时间	大多数时间	有些时候	极少时候	没有
过去 4 周内，您有多少次呼吸困难	每天不止 1 次	每天 1 次	每周 3～6 次	每周 1～2 次	完全没有
过去 4 周内，因为哮喘症状（喘息、咳嗽、呼吸困难、胸闷或疼痛），您有多少次在夜间醒来或早上比平时早醒	每周 4 个晚上或更多	每周 2～3 个晚上	每周 1 次	1～2 次	没有
过去 4 周内，您有多少次使用急救药物治疗（如沙丁胺醇）	每天 3 次以上	每天 1～2 次	每周 2～3 次	每周 1 次或更少	没有
您如何评估过去 4 周内您的哮喘控制情况	没有控制	控制很差	有所控制	控制好	完全控制

注：哮喘控制测试（ACT）问卷也可用来评估哮喘患者的控制水平，其中 ACT 评分 20～25 分，代表哮喘控制良好；16～19 分，代表哮喘控制不佳；5～15 分，代表哮喘控制很差

（三）鉴别诊断

1. 哮喘症状的鉴别

呼吸道任何部位的管腔狭窄都可能产生哮鸣音，包括鼻孔、咽、声门、气管和支气管。源自上气道的呼气期哮鸣音（如声带功能障碍综合征）通常无须听诊器就可闻及，但在下胸部听诊时声音很遥远。局部单音调哮鸣音，如支气管癌或误吸异物。当患者主诉慢性咳嗽而肺功能和胸片检查正常时，鉴别诊断包括鼻炎、鼻窦炎、慢支炎、GERD、感染后咳

嗽、EB、血管紧张素转换酶抑制剂诱发的咳嗽。呼吸困难的鉴别诊断范围很广泛，但与哮喘的鉴别诊断中，常见病因有 COPD、心力衰竭、肺栓塞和间质性肺病等。

2. 气流阻塞性疾病的鉴别

支气管扩张与哮喘具有很多相同的临床特征，包括气道炎症、气流阻塞以及呼吸困难，根据咳嗽并咳出黏液脓性痰、反复肺部感染以及咯血，可疑诊为支气管扩张，行胸部 HRCT 可确诊。闭塞性细支气管炎症状包括咳嗽、呼吸困难、低氧血症、可能出现爆裂音，肺功能测定显示不可逆性气流受限。CT 可表现为小叶中心支气管壁增厚、细支气管扩张、树芽状结节和肺组织密度呈马赛克样衰减。中心气道阻塞由多种良性和恶性疾病引起，可类似于伴劳力性呼吸困难的哮喘，呼吸困难可能进展至在极轻微活动时出现，可能存在哮鸣音，吸入支气管扩张剂最多只能使症状轻微改善。常规胸片极少具有诊断意义，流量-容积环可显示上气道梗阻所致气流受限的特征性变化，HRCT 三维气道重建可能有助于诊断，诊断的金标准为经支气管镜直接观察中心气道。

（四）共存疾病

一旦排除了其他诊断且已确诊为哮喘，则应评估共存疾病对哮喘严重程度的影响。处理这些问题可能会减轻一些患者的哮喘症状。

1. 慢性鼻-鼻窦炎

慢性鼻-鼻窦炎是哮喘患者中常见的共存疾病，并且是哮喘发作的独立危险因素。至少已有一些针对较轻度哮喘的研究表明，改进上呼吸道治疗可获得更好的哮喘结局。应评估变应性鼻炎的症状和体征，并检查有无鼻息肉。鼻息肉伴哮喘患者可能有阿司匹林加重性呼吸系统疾病，有可能在摄入阿司匹林或 NSAID 后突然发生危及生命的哮喘发作。即使在未摄入阿司匹林或 NSAID 的情况下，他们也可能有重度哮喘症状。在重度哮喘患者中，应至少行 1 次鼻窦 CT 扫描以检测慢性鼻-鼻窦炎，评估是否合并有慢性鼻-鼻窦炎时，鼻窦 CT 多平面扫描是首选的影像学检查方法。

2. 胃食管返流

GERD 常与重度哮喘合并出现，但对于治疗 GERD 是否可改善哮喘仍存在争议。

3. 吸烟

研究表明，吸烟的哮喘患者发作风险增加、存在肺功能损害，并且吸入性糖皮质激素治疗的效果差。应当尽一切努力帮助患者戒烟；患者也应当明白持续吸烟是致命性哮喘的一个危险因素。

4. 肥胖

肥胖（BMI≥30kg/m²）在重度哮喘患者中很常见。肥胖与哮喘加重和女性中新发哮喘增加相关。重度哮喘患者很难减重，特别是需要全身性糖皮质激素治疗的患者；除糖皮质激素的效应外，呼吸困难也常会限制患者的活动。

5. 阻塞性睡眠呼吸暂停

OSA 常与哮喘共存，并且两者有某些共同的易感因素。肥胖和变应性鼻炎或鼻息肉所致均可能进一步促进 OSA 的发生。哮喘患者的日间嗜睡更可能与 OSA 有关，而非哮喘本身。

6. 精神疾病

精神疾病一直与重度哮喘相关，在一项研究中，焦虑和抑郁在重度哮喘患者中的发生率远超正常人群，并且它们是发生更严重哮喘的一个危险因素。然而，尚不清楚焦虑和抑郁究竟是重度哮喘的真实危险因素，还是重度哮喘的结果。

三、临床思维流程图 （见下图9.2）

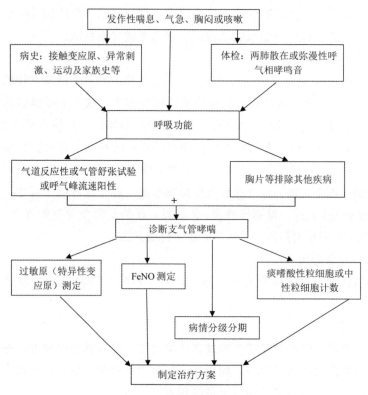

图9.2 哮喘的诊断流程图

四、防治要点

（一）哮喘的长期维持治疗

1. 治疗目标

哮喘的治疗目标在于获得良好的症状控制，维持正常的活动水平，降低未来急性发作、气流受限持续存在、治疗出现副反应的风险，避免哮喘死亡。

2. 方案选择

哮喘的治疗是以患者病情严重程度和控制水平为基础，既要考虑药物的疗效和安全性，也要考虑患者的实际状况，为每个患者制定治疗方案和随访计划，定期随访、监测，力图迅速控制症状，随后视症状逐步调整治疗，推荐阶梯式治疗方案，长期的治疗方案分为 5 级（见图 9.3）。

2019 年，GINA 策略报告代表了 30 年来哮喘管理中最重要的变化，提出了"哮喘管理、未来改革"的新理念，对于哮喘患者的全程阶梯治疗进行了颠覆性的更新：①第 1 级患者首选低剂量 ICS -福莫特罗按需治疗作为控制及缓解用药；②第 2 级患者首选低剂量 ICS -福莫特罗作为控制用药之一及缓解用药；③GINA 推荐所有第 1～5 级患者均首选低剂量 ICS -福莫特罗按需治疗作为缓解用药；④第 4 级删除了高剂量 ICS/LABA；⑤关于第 5 级患者使用口服激素进行治疗的新警告。

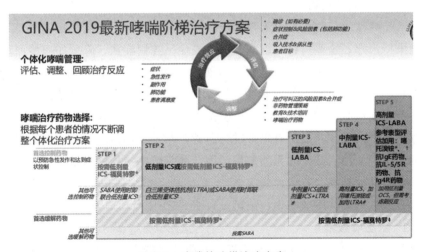

图 9.3　哮喘的阶梯治疗方案

注：LABA 为长效 β_2 受体激动剂；ICS 为吸入性糖皮质激素；SABA 为短效 β_2 受体激动剂；LTRA 为白三烯受体拮抗剂；OCS 为口服糖皮质激素

3. 治疗方案的调整

初次诊断哮喘后控制治疗根据起始病情，症状＜2 次/月，1 级开始；症状≥2 次/月，但非每日的，2 级开始；基本每日有症状或白天哮喘≥1 次/周，3 级开始，推荐低剂量的 ICS 加 LABA 的治疗方案；基本每日有症状，或白天哮喘≥1 次/周且肺功能指标低的，4 级起跳，推荐中剂量的 ICS 加 LABA 的治疗方案。从第 2 级到第 5 级的治疗方案中都应该有以吸入激素为主的哮喘控制药物。在以上每一级中应按需使用缓解药物，以迅速缓解哮喘症状。

4. 升级和降级治疗

如果使用该级治疗方案不能够使哮喘得到控制，治疗方案应该升级，直至达到哮喘控制。当哮喘症状得到很好控制或肺功能稳定期≥3 个月时，治疗方案可考虑降级，以尽量减少药物副作用。但是，如果存在使患者病情恶化的危险因素或者有持续气流受限，在没有严密监护的情况下，切忌安排降级。尚未确定治疗降级的首选顺序，若患者现接受的治疗是中等剂量 ICS＋LABA，则可将 ICS 剂量逐渐减少 50％，或者可停用 LABA，但一些研究表明完全停用 LABA 存在风险。每 3 个月减少 25％～50％的吸入性皮质激素剂量，对绝大多数患者来说是安全可行的。如果患者使用最低剂量控制药物达到哮喘需控制 1 年，并且哮喘症状不再发作，可考虑停用药物治疗。

（二）哮喘的药物

治疗哮喘的药物可以分为控制药物和缓解药物。①控制药物：主要用于常规维持治疗，这些药物可以减轻气道炎症、控制症状、降低如病情加重和肺功能下降等未来风险，首选吸入性糖皮质激素（inhaled cortico steroids，ICS）、白三烯调节剂、长效 β_2 受体激动剂（LABA 需与 ICS 联用）、缓释茶碱、色甘酸钠等；②缓解药物：通常按需使用，这些药物可对突发症状（包括哮喘加重或发作）的所有患者进行急救。对于短期预防运动诱发的支气管收缩也推荐使用。减少并无须使用缓解药物是哮喘治疗的重要目标，也是哮喘治疗成功的标准。首选速效吸入 β_2 受体激动剂，还包括全身用糖皮质激素、吸入性短效抗胆碱药物、茶碱及口服 β_2 受体激动剂等。

1. 糖皮质激素

分为吸入型、口服和静脉用药。大部分哮喘患者可以通过使用低剂量 ICS 获得足够临床受益，ICS 已成为目前哮喘长期治疗的首选药物。临床上成人常用的 ICS 及其剂量换算（见表 9.3）。GINA 建议所有成人哮喘患者，根据症状驱动或固定每日使用含低剂量 ICS 的控制药物，以减少严重急性发作的风险。口服：常用泼尼松和泼尼松龙，对于吸入激素无效或需要加强治疗的患者，我们通常以 0.5mg/kg 的剂量开始给药，随后逐渐减量至停药，疗程为 1～2 周，不主张长期口服激素用于维持哮喘控制的治疗。糖皮质激素疗程≤3 周时，如果患者另外使用吸入型糖皮质激素，则口服用药无须逐渐减量再停药。静脉：重度或严重哮喘发作时应及早静脉给予激素，可选择琥珀酸氢化可的松或甲泼尼松龙，地塞米松因在体内半衰期较长、不良反应多，宜慎用，一般可在短期 5d 内停用；有激素依赖倾向者应适当延长给药时间，症状缓解后逐渐减量，然后改口服和吸入维持。

表 9.3　临床上成人常用的 ICS 及其剂量换算关系

药物	每日剂量/µg		
	低剂量	中剂量	高剂量
布地奈德（DPI）	200～400	>400～800	>800
丙酸氟替卡松（DPI/HFA）	100～250	>250～500	>500
二丙酸倍氯米松（CFC）	200～500	>500～1000	>1000
二丙酸倍氯米松（HFA）	100～200	>200～400	>400
曲安奈德	400～1000	>1000～2000	>2000

注：DPI 为干粉吸入剂；HFA 为氢氟烷烃抛射剂；CFC 为氟利昂抛射剂

2. β_2 受体激动剂

分为 SABA（维持时间 4～6 h）和 LABA（维持时间 10～12 h）。SABA 不能治疗引起哮喘的气道炎症，其仅对症状的治疗有用。常用的 SABA 药物如沙丁胺醇（salbutamol）和特布他林（terbutaline）等。过去 50 来吸入 SABA 一直是哮喘的一线治疗药物，规律和频繁使用 SABA 和不良事件相关，SABA 使用增加与临床预后不佳相关，出于安全性考虑，GINA2019 不再建议单独使用 SABA 治疗第 1 级患者，因此我们建议这些药物仅应按需使用。SABA 的使用频率应被纳入哮喘症状控制的评估。高频使用 SABA 与更差的预后相关。LABA 又可分为快速起效（如福莫特罗）和缓慢起效（如沙美特罗），出于安全考虑，LABA 不能单独用于哮喘的治疗。

3. ICS/LABA 复合制剂

美国 FDA 评估了 4 项安全性试验，得出结论认为相比于单用 ICS，ICS/LABA 复方制剂并不显著增加哮喘相关严重副作用的风险。ICS 与 LABA 具有协同的抗炎和平喘作用，它可确保患者不会遗漏吸入 ICS 而造成 LABA 单药

治疗，尤其适合于中至重度持续哮喘患者的长期治疗（证据等级 A），低剂量
ICS/福莫特罗干粉剂也可作为按需使用药物。

4. 白三烯调节剂（leuko triene receptor antagonists，LTRA）

目前除 ICS 外唯一可单独应用的哮喘控制性药物，可作为轻度哮喘 ICS
的替代治疗药物和中、重度哮喘联合治疗用药，尤其适用于阿司匹林哮喘、
运动性哮喘和伴有过敏性鼻炎的哮喘患者的治疗，常用药物有孟鲁司特（顺
尔宁）。FDA 已于 2020 年 3 月对孟鲁司特钠进行了黑框警告，提醒警惕其
引起的包括自杀在内的严重神经精神不良反应。

5. 茶碱

已证实茶碱缓释剂对使用 ICS 不能完全控制哮喘症状的患者有用，茶
碱价格低廉且有口服剂型。对于不能耐受 LABA 或不能正确使用定量吸入
器的患者，茶碱是合理的替代药物。低剂量的 ICS 加用茶碱时就能更好地
控制症状。为避免药物毒性，需注意，在 ICS 治疗的基础上加用茶碱时，
通常在中位浓度 8.7μg/mL 时观察到茶碱治疗的获益，这低于通常认为的治
疗浓度范围（10～20μg/mL）。

6. 抗胆碱药物

分为短效抗胆碱能药物（SAMA）异丙托溴铵和长效抗胆碱能药物
（LAMA）噻托溴铵，通过阻断节后迷走神经通路，降低迷走神经张力而起
到舒张支气管、减少黏液分泌的作用，但其舒张支气管的作用比 β₂ 受体激
动剂弱。

7. 过敏原免疫疗法

适用于有明确的变应原，且在严格的环境控制和药物治疗后仍未控制的
哮喘患者。相比较药物治疗和单纯避免过敏原的方法，过敏原免疫疗法的潜
在效益，必须要和治疗可能存在的副作用、相应的不便以及漫长疗程带来的
不便和花费（包括每次注射后至少要留观 0.5h）相关问题权衡利弊。

8. 其他

大环内酯类抗生素兼备抗菌和抗炎作用，因此有人认为其可能对重症哮
喘有益，但相关资料相互矛盾，当前指南建议不要长期使用大环内酯类治疗
重症哮喘。

（三）生物靶向药物

哮喘的炎症表型可分为高 Th2 和低 Th2 的 2 种表型。Th2 免疫反应过
度增强导致体内 IL－4、IL－5、IL－13、IgE 水平升高和气道内嗜酸性粒
细胞增多。生物靶向药物是针对治疗高 Th2 表型的患者，近年来成为哮喘

新药开发的热点。生物靶向药物可以减少患者哮喘的急性发作率,同时改善生活质量、肺功能以及哮喘症状评分,GINA已推荐其作为哮喘的第5步治疗。但是生物靶向药物目前只是作为重症哮喘治疗的一种补充,不能替代常规的治疗药物。

1. 抗IgE单抗

抗IgE药物奥马珠单抗已获美国FDA批准用于治疗以下患者:年龄6岁及以上、IgE水平为30～700Iu/mL、变应原皮试或特异性IgE试验阳性,且经ICS治疗不能完全控制症状的中至重度持续性过敏性哮喘患者。给药方式是皮下注射,每2～4周1次,剂量取决于患者的体重和血清IgE水平。

2. 抗IL-5单抗

IL-5是促嗜酸性粒细胞性细胞因子,美泊利单抗和瑞利珠单抗是抗IL-5单克隆抗体;benralizumab是抗IL-5受体α抗体。美泊利单抗用于血嗜酸性粒细胞计数≥300/μL的重症哮喘患者,美泊利单抗为皮下注射给药,一次100mg,每4周1次。

3. 抗IL-13、IL-4单抗

IL-4和IL-13都是Th2重要的细胞因子,dupilumab是一种全人源单克隆抗体,与IL-4受体的α亚基相结合,通过阻断该受体,抑制了IL-4和IL-13的活性,该药获美国FDA批准治疗≥12岁患者的中至重度嗜酸性粒细胞性哮喘(外周血嗜酸性粒细胞≥150/μL)。

(四)非药物治疗

支气管热成形术(bronchial thermoplasty,BT):BT是在支气管镜下通过装置发射局部控制的射频波给气道加热的技术,该技术可减轻与哮喘相关的气道平滑肌增生。SFDA批准支气管热成形术(见图9.4)的适应证:支气管热成形术用于治疗使用ICS＋LABA仍然无法有效控制的18周岁及以上的重度持续型哮喘患者。病人选择的关键在于重度哮喘和无法控制的哮喘。美国FDA已批准Alair支气管热成形系统上市,用于治疗ICS和LABA控制不佳的成人(≥18岁)重症哮喘,欧盟也批准了BT。然而,所有临床试验均排除了每年哮喘发作＞3次或FEV_1＜50%预计值的研究对象,所以尚不确定BT对这些患者的安全

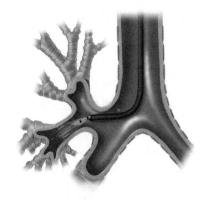

图9.4 支气管热成形术示意图

性和有效性。该操作通常需要在中度镇静下进行 3 次支气管镜下操作，每次约间隔 3 周。使用射频控制器和专用导管来向气道壁给予热能（目标组织温度为 65℃）。除右中叶内的气道因难以到达而不进行治疗之外，其余所有支气管镜可到达的主干支气管远端气道（直径 3～10mm）均可进行一次治疗。常见的不良反应包括咳嗽、咳痰、一过性 PEF 降低、哮鸣音，绝大多数不良反应都在 BT 操作后 3 周内发生，且在随后一周内缓解。几项试验和系统评价以及一项"真实世界"研究评估了 BT 的效果，总体上，BT 并不改善哮喘控制或减少住院，但可能减少重度发作。

（五）急性发作的处理

识别致死性哮喘发作的危险因素：既往危及生命的发作（如气管插管或收入 ICU）；目前正在使用口服糖皮质激素却出现哮喘发作；过去 1 年因哮喘住院＞1 次；过去 1 年因哮喘于急诊科就诊≥3 次；SABA 的用量＞1 支/月；共存疾病，如心血管疾病或慢性肺疾病；使用违禁药品、有重大社会心理问题，包括抑郁；哮喘患者出现食物过敏；目前未使用 ICS；对哮喘症状或急性发作的严重程度感知困难；依从性差的情况。

急性发作期的治疗目标是尽快缓解气道痉挛，纠正低氧血症，恢复肺功能，预防进一步恶化或再次发作，防治并发症。具体处理流程见图 9.5。

五、哮喘的教育与管理

临床医生治疗是必要的，但不足以实现哮喘控制，必须教育患者学会有效的自我管理。哮喘患者教育中最重要的 3 个主题：药物的功能及合理使用；哮喘的病理生理学；有关症状预防和治疗的问题。①患者及家属需要了解哮喘的特点、有效治疗的原理、不同药物的作用；②向患者解释如何识别、避免、消除或控制哮喘"触发因素"；③讨论并设法减轻患者对药物治疗的恐惧，这些恐惧通常与以下顾虑相关，例如长期不良反应、毒性、成瘾性和耐受性；④指导患者如何识别潜在哮喘发作的所有可能症状，向患者说明症状发作可能到哪种程度，以及用峰流速测定仪如何帮助在出现症状前发现变化；⑤正确使用吸入器，提供有关使用各型吸入器的技能培训；⑥介绍坚持记哮喘日记的好处，记录内容包括用药、峰流速、环境暴露、症状及采取的行动，坚持随访，与临床医生共同制定哮喘治疗的方案；⑦预先用药以预防症状发作，告知患者当无法避免触发因素时可使用的药物；⑧告诉患者什么时候和什么情况下应去医院就诊。

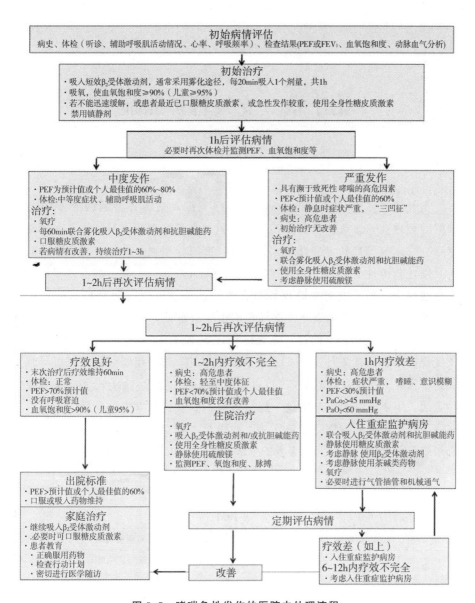

图 9.5　哮喘急性发作的医院内处理流程

第十章　支气管扩张症

支气管扩张症（bronchiectasis）简称支扩，是由各种病因导致的支气管树的病理性、永久性扩张及其周围组织存在慢性炎症，易反复发生化脓性感染。临床典型症状为慢性咳嗽、咳痰，有时伴咯血，此外可有呼吸功能障碍及慢性肺源性心脏病。支气管扩张症分先天性和继发性，继发性多见，最常见病因为感染，发病关键环节为支气管感染和支气管阻塞形成的恶性循环。其中，下呼吸道感染导致支气管扩张症最常见，在我国结核为导致支气管扩张症的常见病因。此外，先天性异常如 Kartagener 综合征（内脏转位、支气管扩张症、鼻窦炎三联征）、免疫功能缺陷、结缔组织疾病等也可导致支气管扩张症。胸部高分辨率 CT 可以确诊支气管扩张症。治疗分稳定期和急性加重期，主要目的为促进排痰、控制感染，以改善患者生活质量。支气管扩张症为我国常见的慢性呼吸道疾病，病程长，病变不可逆转，可损害患者的肺组织和肺功能，严重影响患者的生活质量，合并肺动脉高压者预后不良。

一、病因与可能的机制

表 10.1

疾病	可能的机制
感染（细菌、分枝杆菌、真菌、病毒）	黏液纤毛清除功能受损，呼吸道上皮破坏，微生物毒素，宿主介导的炎症反应
免疫缺陷状态（包括 AIDS）	遗传或获得性易感体质，反复感染，与 AIDS 患者的 LIP 有关
支气管阻塞（肿瘤、异物、先天畸形）	黏液纤毛清除功能受损，反复感染
α_1 抗胰蛋白酶缺乏症	蛋白酶-抗蛋白酶失衡
囊性纤维化	气道上皮氯离子转运障碍，黏液纤毛清除障碍，反复感染
Katargener 综合征	遗传缺陷，纤毛摆动功能障碍或缺乏，黏液纤毛清除功能障碍，反复感染

疾病	可能的机制
Young 综合征（阻塞性无精症）	黏液纤毛清除功能障碍
黄甲淋巴水肿综合征	不明原因；淋巴管发育不全；有时免疫缺陷，反复感染的易感体质
Williams-Campbell 综合征（支气管软骨发育不全）	支气管软骨先天性缺陷、阻塞、黏液纤毛清除功能受损，反复感染
Mounier-Kuhn 综合征（巨大气管支气管症）	气管和支气管壁膜性、软骨部分缺陷，黏液纤毛清除障碍，反复感染
马方综合征	不明原因；遗传性组织缺陷，结构性支气管缺陷
哮喘	气道炎症、黏液栓
ABPA	对气道腔真菌的Ⅰ、Ⅲ型变态反应，黏液栓
B0（感染后、移植后）	支气管壁炎症，上皮损伤，某些病例反复感染
吸入性，有毒气体吸入	炎症
系统性疾病（结缔组织病、炎症性肠病、淀粉样变性、子宫内膜异位、结节病）	机制多样化，包括炎症、感染、纤维化
慢性纤维化	牵拉性支气管扩张

二、诊断与鉴别诊断

1. 临床表现

最常见症状为咳嗽，多伴有咳痰。合并感染时咳嗽、咳痰量增多。咯血可为痰中带血，甚至是大量咯血，但是咯血量与病情严重程度、病变范围不完全一致。大多数患者伴呼吸困难，与支气管扩张症严重程度（高分辨率CT上支气管扩张程度、痰量）相关。患者可有非胸膜性胸痛、食欲减退、乏力、消瘦、贫血、焦虑等。扩张的支气管不易引流，常出现同一肺段反复感染，感染导致急性加重，表现为至少1种症状加重（痰量增加或脓性痰、呼吸困难加重、咳嗽增加、疲劳乏力加重）或出现新症状（发热、胸膜炎、咯血）。听诊时可在病变部位听到固定而持久的局限性湿啰音，咳出痰后湿啰音暂时减少或消失。若合并肺炎，也可有肺炎体征。

2. 辅助检查

应用间隔为1mm高分辨率CT（HRCT）或应用薄层准直器（3mm或更少）进行螺旋CT容积扫描，对于支气管扩张的诊断有非常高的准确率，灵敏度和特异度超过95%。高分辨率CT上可见支气管呈柱状或囊状改变、气道壁增厚、黏液阻塞，呈现"蜂窝征""印戒征""双轨征"或"串珠状改变"。支气管扩张的 HRCT 表现分别见图 10.1、图 10.2、表 10.2。由于重力所致引流不畅，支气管扩张症好发部位为双肺下叶后，后基底段最易累及。解剖因素导致左下叶和舌叶易同时感染（开口相近），右中叶易感染，而结核引起的支气管扩张症多分布于上肺尖后段及下叶背段。X 线敏感度、特异度均较差，但利于发现肺部并发症（如肺源性心脏病）。

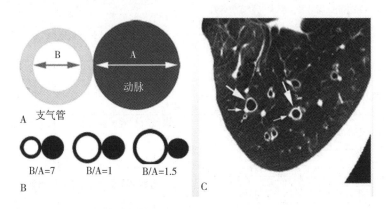

图 10.1　支气管扩张示意图及 HRCT 表现

A. 支气管-动脉（B/A）比等于支气管内径除以伴行肺动脉分支的直径，如图显示正常值为 0.65～0.7 之间；B. 图例显示 B/A 比值正常、B/A 比值为 1.0 和 B/A 比值为 1.5 的不同表现，B/A 比值大于 1 可见于一些正常患者，B/A 比值大于 1.5 几乎都是真正意义上的支气管扩张；C. 支气管扩张患者的左肺下叶 HRCT 图像，显示许多"印戒征"实例，扩张的支气管（大箭头）和伴行的明显减小的肺动脉（小箭头）形成印戒征，支气管管壁增厚

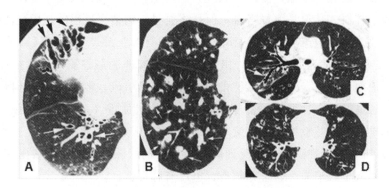

图 10.2　支气管扩张 HRCT 表现

A. 下叶内几个印戒征的 CT 表现（白箭头），在右肺中叶内肺周缘 1cm 范围内仍可见支气管，无逐渐变细，并呈柱状表现（黑箭头），管壁增厚；B. 广泛的支气管扩张和密度增高的黏液嵌塞（箭头）；C. 右肺上叶扩张的支气管（箭头）无逐渐变细征象，同时可见印戒征；D. 可见增粗的厚壁支气管，部分黏液嵌塞，在肺外带可见树芽征（箭头）

表 10.2 支气管扩张的 HRCT 表现

直接征象	间接征象
支气管腔膨大	支气管壁增厚
支气管内径大于伴行肺动脉	支气管黏液栓
支气管轮廓畸形	管状或 Y 形结构
印戒征（垂直于支气管走行方向）	横截面分支或圆形阴影
轨道征（平行于支气管走行方向）	液气平面
静脉曲张样外观	马赛克灌注
气囊状，有时含液	小叶中心性结节或树芽征
没有支气管逐渐变细的表现	肺不张/实变
肺外周可见支气管影	呼气相空气捕捉
肋胸膜下 1cm 范围内见支气管	小叶间隔增厚
紧贴纵隔胸膜的支气管	

感染导致急性加重时，C 反应蛋白、白细胞计数和分类等升高。感染时血清免疫球蛋白和血清蛋白电泳可见免疫球蛋白增高，而合并免疫功能缺陷者免疫球蛋白缺乏。下呼吸道微生物学检查可指导选择抗菌药物。血气分析依患者肺功能受损情况而定，可能出现低氧血症和（或）高碳酸血症。肺功能改变与病变性质及范围相关：病变局限者可无明显改变；病变严重者多表现为阻塞性通气障碍，可见第 1 秒用力呼气量和呼气峰流速下降（表 10.3）。

表 10.3 辅助检查的选择

项目	影像学检查	实验室检查	其他检查
主要检查	胸部 X 线检查 胸部高分辨率 CT 扫描	血炎性标志物 免疫球蛋白（IgG、IgA、IgM） 微生物学检查血气分析	肺功能检查
次要检查	鼻窦 CT 检查	血 IgE 烟曲霉皮试 类风湿因子、抗核抗体、抗中性粒细胞胞质抗体、二线免疫功能检查 囊性纤维化相关检查 纤毛功能检查	支气管镜检查

注：除了做出支气管扩张症的诊断，还应查找病因并评估疾病的严重程度。推荐所有患者进行主要检查，患者可能有导致支气管扩张症的特殊病因时应进一步检查。

3. 鉴别诊断

需与 COPD、肺结核、慢性肺脓肿、支气管肺癌、心血管疾病等鉴别。

可结合患者病史、临床表现、实验室检查及影像学检查等鉴别排除以上疾病。

三、治疗

支气管扩张症的治疗目的在于确定并治疗潜在病因以阻止疾病进展，改善肺功能，减少急性加重次数和改善症状，提高患者生活质量。

1. 患者教育

增加患者对疾病的认知与重视，介绍排痰技术、个人护理等注意事项。

2. 物理治疗

通过体位引流、振动拍击、辅助排痰技术等方法促进呼吸道分泌物排出，改善通气。

3. 抗菌药物治疗

出现急性加重时，考虑使用抗菌药物治疗。在获得标本后微生物检查结果出来前，先进行经验性抗感染治疗，若患者有铜绿假单胞菌感染高危因素，则选择如头孢他啶、哌拉西林－他唑巴坦等具有抗假单胞菌活性的抗生素，及时依据病原体检测、药物敏感结果及治疗反应调整抗菌药治疗方案。阿奇霉素除了抗菌、抗感染作用外，还有免疫调节功能，并可破坏细菌形成的生物被膜，有利于抗菌药物发挥作用。

4. 非抗菌药物治疗

可使用氨溴索等祛痰药促进黏液排出，也可依患者自身情况酌情使用支气管舒张剂、吸入性糖皮质激素。

5. 手术治疗

大多数患者使用抗菌药有效，无须手术，符合手术适应证的患者可考虑手术治疗。

6. 咯血的治疗

大咯血为支气管扩张症的致命并发症，发生大咯血时要保持呼吸道通畅，必要时进行气管插管，可以使用药物、介入或者外科手术治疗。

四、支气管扩张稳定期的分级管理策略

第 1 级：基本治疗策略，适用于所有的支气管扩张患者。①治疗潜在的病因；②气道清理，必要时进行肺康复治疗；③每年接种流感疫苗；④发生急性加重时，应及时给予抗菌药物治疗；⑤制订自我管理计划。

第 2 级：经过第 1 级治疗后，患者仍然出现急性加重≥3 次/年，建议

物理治疗师重新评估，同时考虑给予黏液调节药物治疗。

第 3 级：经过第 2 级治疗后，患者仍然出现急性加重≥3 次/年，建议：①如气道内有铜绿假单胞菌定植，可长期吸入抗铜绿假单胞菌的药物或长期使用大环内酯类药物治疗；②如气道内有其他可能的致病微生物定植，可长期口服大环内酯类药物，或长期口服或吸入相应的抗菌药物；③如气道内无致病微生物分离，也应长期口服大环内酯类药物。

第 4 级：经过第 3 级治疗后，患者仍出现急性加重≥3 次/年，建议联合应用吸入抗菌药物和大环内酯类药物。

第 5 级：经过第 4 级治疗后，患者仍出现急性加重≥5 次/年，建议常规每 2～3 个月给予抗菌药物静脉滴注。

五、支气管扩张症的诊治策略流程图

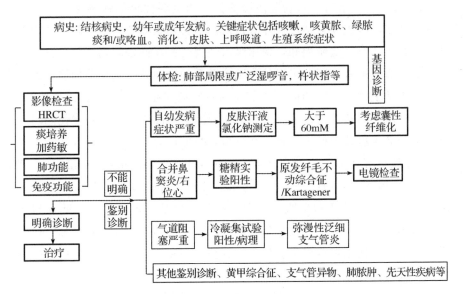

图 10.3　支气管扩张诊断流程图

第十一章　如何选择合适的吸入装置

一、概述

吸入疗法（inhalation therapy）的定义：将气雾或干粉状的药物，通过传送装置经患者的口或鼻吸入呼吸道，从而达到治疗呼吸道疾病的一种方法。

GOLD 2018 指出吸入装置使用的教育的重要性再三强调也不过分。正确选择和使用吸入装置是慢性呼吸道疾病，特别是哮喘和慢阻肺管理中不可缺少的组成部分。众所周知，使用吸入装置还存在许多问题，并且没有一种装置适合所有患者。问题可以从与肺病严重程度和肺功能相关的困难到身体因素，包括手动灵活性和诸如关节炎的并发症。在设备选择和依从性方面，患者参与度和满意度也是需要考虑的重要因素。此外，吸入装置使用的问题在儿童和老年患者中最为明显。在这里，我们讨论了常用的吸入装置（见图11.1），包括雾化器，定量吸入器（pressurized metered-dose inhaler，pMDI），干粉吸入器（dry powder inhaler，DPI）和软雾吸入装置（soft mist inhaler，SMI）。由于每个吸入装置都提供不同的技术特性，因此强烈建议为患者选择最合适的个性化设备，以实现依从性的持久性。教育和支持至关重要，不仅要使患者认识到最佳疾病管理的必要性，还要帮助他们掌握良好的吸入技术。

在过去的 30 多年里，吸入治疗市场出现了前所未有的增长，年销售额从 1987 年的 70 亿美元增加到 2014 年的 360 亿美元，并在 1 年内为患者开出超过 900 亿的吸入剂量。与全身治疗不同，吸入的药物会迅速进入呼吸道，从而可以迅速起效，仅需要较低的剂量，减少药物的副作用。吸入装置有很多选择，目前全球有超过 230 种不同的装置药物组合，仅在英国就有48 种不同的吸入装置产品。2011 年在欧洲出售的最常见的装置类型是加压定量吸入器（pMDI，47.5%），其次是干粉吸入器（DPI，39.5%）和喷雾器（13%）。正确使用吸入装置是实现更好的临床控制和改善生活质量的关键。与其他慢性呼吸道疾病相比，哮喘和 COPD 具有较低的依从性。TORCH 研究证明，缺乏对 COPD 药物的依从性与由于急性加重导致死亡和入院风险增加显著相关。在出院的 COPD 患者中，已发现对药物的依从性较低，认知功能受损和气道阻塞程度是关键的影响因素。在哮喘或 COPD 患者中，不正确的吸入技术增加住院风险达 50%，还可增加急诊科就诊次数以及口服类固醇皮质激素使用。

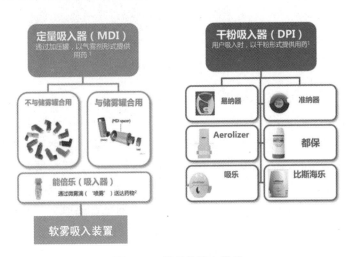

图 11.1　常见的吸入装置

二、吸入装置的介绍

1. 雾化器

雾化器（nebulizer）是最古老的设备之一，通常以压缩气体或电源作为驱动力，我科常见的雾化器见图 11.2。一般而言，它们仅用于急诊治疗患者的紧急情况，或用于儿童和老年患者的慢性疾病管理，这些儿童和老年患者无法使用吸入器或具有协调问题。喷雾器的结构简单，易于使用，省去了吸入动作之间需要患者的协调配合，因此这些装置特别适用于有认知、神经肌肉或通气障碍的患者。超过 50% 的患者使用雾化器代替其他装置是因为身体或认知障碍。然而，大多数的喷雾器装置通常是庞大的和不方便的，需要定期维护，吸入时间通常为 10～15min，并且需要定期彻底清洗消毒装置。已经表明，在疾病的急性管理中，使用雾化器的结果与 pMDI 没有显著差异，但与干粉吸入器相比，雾化器具有较好的吸气流量在 COPD 患者中是有益的。

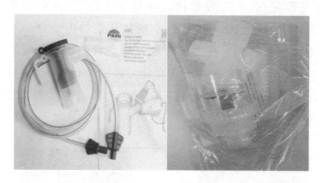

图 11.2　常见的雾化器

2. 压力定量气雾吸入装置（pMDI）

pMDI 是一种常用的装置（见图 11.3），由可通过这种类型的吸入器输送的各种药物驱动，并且成本相对较低。含氟利昂的气雾剂对大气臭氧层有影响，已被国外淘汰，国内已有不含氟利昂的气雾剂，现在抛射剂为 HFA，如万托林®、辅舒酮®气雾剂，我科常用的万托林®气雾剂使用步骤见图 11.3。常用的 HFA 的 pMDI 包括长效 β_2 激动剂福莫特罗、二丙酸倍氯米松（BDP）、氟替卡松等。近年来出现新的 pMDI，具有超细气溶胶（质量中位数空气动力学直径$<2\mu m$），与大粒径药物相比，可以使用临床较低剂量的药物，副作用更少，如启尔畅®（倍氯米松/福莫特罗）在单一吸入器中的药物组合，含有超细颗粒，具有较低的口咽沉积，还能增强肺的沉积率。超细吸入皮质类固醇（ICS）的制剂可以更高地实现哮喘的控制，在显著低于细颗粒 ICS 的剂量下具有更低的恶化率。超细颗粒 ICS 制剂的患者发生肺炎，急性 COPD 急性加重和呼吸事件的风险较低。pMDI 使用的常见错误包括吸入太快（不是缓慢的深吸气），未能将头部倾斜到正确位置，吸入前未能排空肺部，吸入后未能屏住呼吸。患者也无法始终能够可靠地确定剩余的剂量数量，尽管 FDA 在 2003 年建议要有剂量计数器，国内大部分 pMDI 装置没有剂量计数器。在一项评估患者对其 pMDI 的满意度的研究中，52％报告他们"非常不确定"，10％"有点不确定"剩下多少药物。

优点：简便易携带，计量精确，无污染，通常费用低廉，能在呼吸机系统中使用，使用简单，适合紧急情况使用。

缺点：吸入动作容易出错，患者的吸入与气雾剂驱动不一致，不适合婴幼儿（除非有储雾罐），较高的口腔沉积，较大的颗粒，没有剂量计数器来评估剩余剂量，需要推进剂，每次吸入前需要充分摇动。

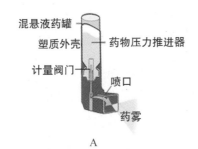

A

万托林®气雾剂的使用步骤

第1步
拔掉盖帽，
擦拭干净，
并用力摇匀

第2步
轻轻地，
彻底地呼气

第3步
含住咬嘴，
深深地缓慢地吸气同时
按下药罐并继续吸气
（注意这两个动作必须
同时进行）

第4步
将吸入器从口中拿开，
屏息10s或更久

第5步
若需多吸1剂，应等待至少
1min，再按2～4步骤吸入
第2喷。用后将盖套回咬
嘴上

B

图 11.3　pMDI 的构造和使用步骤

3. 储雾罐

储雾罐（spacer），是 pMDI 吸入疗法的辅助设备（见图 11.4），pMDI 喷出的药雾存于储雾罐，药物颗粒和罐内的空气充分混合，克服了 pMDI 喷药与吸气不同步的问题，允许病人可以分几次吸气完成。储雾罐主要用于吸气和手部动作配合不佳的病人，特别是老人及儿童，能减少药物在口腔沉积，特别是对于吸入皮质激素，用储雾罐会明显减少吸入糖皮质激素的局部副作用以及潜在的全身副作用，另外储雾罐还增加药物在小气道的沉积。储雾罐的大小不一，大的如梨状，小的如管状，容积大的储雾罐携带不方便，容积小的携带方便，但疗效不如容积大的储雾罐。气雾剂配合储雾罐的使用方法见图 11.5，另外，紧急情况下如果没有储雾罐，我们也教会病人自制简易的储雾罐，见图 11.5。

优点：使用较 pMDI 方便，无严格的协调性要求，无严格吸气流速要求，减少口咽部沉积量，增加吸入肺内药量，可用于几乎所有病人。

缺点：体积较 pMDI 大，携带不方便，仍需要抛射剂，塑料储雾罐由于静电作用可使吸入量受到影响，使用金属储雾罐可增加吸入量。

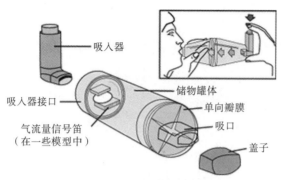

吸入器

储物罐体

吸入器接口

单向瓣膜

气流量信号笛
（在一些模型中）

吸口

盖子

图 11.4　储雾罐的构造

面罩式储雾罐联合万托林®气雾剂的使用步骤

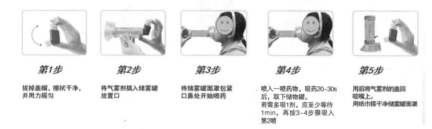

第1步　拔掉盖帽，擦拭干净，并用力摇匀。

第2步　将气雾剂插入储雾罐放置口。

第3步　将储雾罐面罩包紧口鼻处开始喷药。

第4步　喷入一喷药物，吸药20~30s后，取下储雾罐。若需多吸1剂，应至少等待1min，再按3~4步骤吸入第2喷。

第5步　用后将气雾剂的盖回咬嘴上。用纸巾擦干净储雾罐面罩。

紧急情况下如果没有储雾罐，可用塑料饮料瓶临时制作一个简易储物罐

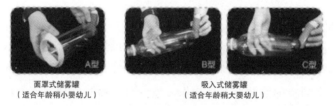

面罩式储雾罐
（适合年龄稍小婴幼儿）

吸入式储雾罐
（适合年龄稍大婴幼儿）

A型：将饮料瓶洗净后在瓶底挖一小洞，将气雾剂喷嘴插入并密切吻合，然后在饮料瓶的顶部环形剪出一个围口，大小与口、鼻、下颌吻合，剪口边缘用透明胶粘贴，以防划伤患儿皮肤。
B型（单瓶）：将饮料瓶洗净后在瓶底挖一小洞，将气雾剂喷嘴插入并密切吻合，把瓶口当作吸口。
C型（双瓶）：将两个饮料瓶洗净后剪掉底部，合并起来套成梨状，剪开其中一端的瓶口，插入气雾剂喷嘴并密切吻合，另一端为吸口。

图 11.5　自制简易的储雾罐

4. 干粉吸入器（DPI）

DPI 被引入临床实践，作为 HFA 驱动的 pMDI 的较好替代品。呼吸驱动的 DPI 旨在克服吸入器驱动和吸气协调的困难。有 3 个主要的系统：基于胶囊的预先计量的单剂量装置、多单位剂量吸入器（由制造商预先装有泡罩箔）和多剂量吸入器，采用内置机制，每次从粉末储存器中驱动单个剂量。DPI 从用户的吸气流中排出药物系统的能量，并且未能通过装置实现强大的吸气流量是 DPI 最常见的严重错误，发生率为 26%～38%。对 DPI 的常见错误包括不使设备保持在正确的位置，而装载剂量，不倾斜头部在正确的位置，吸气努力不够，和吸入之前没有清空肺部。DPI 也易受热和潮湿的影响，必须采取特殊预防措施以避免潮湿。这意味着它们在炎热和潮湿的气候区域中的使用是有限的，并且必须小心地将装置存储在适当的条件下。目前我们科常用的 DPI 吸入装置，包括准纳器®、都保®、吸乐®、昂润®等，操作步骤简单，见图 11.6。

打开
用一手握住外壳，另一手的大拇指放在拇指柄上，向外推动拇指直至完全打开。

推开
握住准纳器®的吸嘴对着自己。向外推滑动杆，直至发出咔哒声。表明准纳器™已做好吸药的准备。

吸入
将吸嘴放入口中，从准纳器®深深地平稳地吸入药物。切勿从鼻吸入。然后将准纳器®从口中拿出，继续屏气约10 S，关闭准纳器。

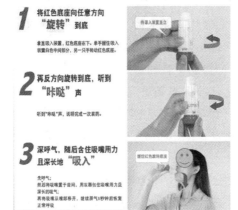

1 将红色底座向任意方向"旋转"到底

拿直吸入装置，红色底座在下。单手握住吸入装置白色中间部分，另一只手转动红色底座。

2 再反方向旋转到底，听到"咔哒"声

听到"咔哒"声，说明完成一次装药。

3 深呼气，随后含住吸嘴用力且深长地"吸入"

先呼气；
然后将吸嘴置于齿间，用双唇包住吸嘴用力且深长的吸气；
再将吸嘴从嘴部移开，继续屏气5秒钟后恢复正常呼吸

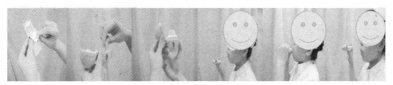

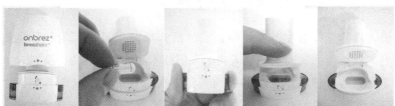

图 11.6　不同 DPI 吸入装置的操作步骤

优点：小巧便携，靠呼吸驱动，低吸气阻力，需要较少的协调，老人、孩子都可使用，每个剂量都预先设置好，不会导致使用前定量时产生错误，治疗时间短，适用于大多数治疗，有准确计数装置。

缺点：吸气流速仍有依赖性，需要中等至高吸气流量，不适合小于 4 岁儿童及严重的哮喘急性发作患者，不适合紧急情况使用，部分对湿度敏感。

5. 软雾吸入器（SMI）

SMI 为 pMDI 和 DPI 提供了另一种选择，旨在改善药物向肺部的有效输送，以使患者受益并增强依从性。该 RESPIMAT®软雾吸入器™（构造见图 11.7），至今市面上唯一 SMI 用于治疗哮喘和慢性阻塞性肺病，与到肺部提供最佳药物递送，同时避免推进剂，以及减少对患者协调和吸气努力的要求。RESPIMAT®设备不需要推进剂，因为它由吸入器内部的压缩弹簧的能量提供动力，并且单独的剂量通过专门设计的喷嘴系统作为缓慢移动的气溶胶雾传递。另外，作为气溶胶从溶液而不是粉末时，产生的 RESPIMAT®是弹性的水分，使其适用于潮湿的气候。SMI 的动态特性导致所射的雾有更高的稳定性，因此可以有助于患者更方便地使用。此外，相对长的持续时间在其上的剂量从 RESPIMAT®排出（约 1.2s 的从传统的 PMDIS 0.1s 相比）被认为大大降低吸气动作之间协调不良的影响，从而提高了潜在的更大的肺沉积，与 HFA－pMDI 相比，肺沉积是更高（高达 50％）和口咽沉积较低。总体而言，RESPIMAT®软雾吸入器™提供在临床实践中的另一种选择，克服了其他一些设备的缺点。RESPIMAT®软雾吸入器™操作简单，操作步骤见图 11.7。

优点：手提，多剂量装置，对吸气流速的依赖性低，慢速气溶胶，高细颗粒分数和肺沉积，气流持续时间长，与其他吸入器装置相比，吸气需要较少的协调，没有推进剂，剂量指示器，不需要储雾罐，适合儿童使用。

缺点：药物需要装载到吸入装置中，不是靠呼吸驱动的，如果超过 21 天不使用，需要按"初次使用前的准备"。

三、吸入器在临床实践中的选择

吸入器的选择取决于多种因素，包括肺功能（吸气流量和呼吸技术）、设备处理、使用的时间间隔、需要吸入器技术和病人的偏好。正确吸入技术是用于药物的最佳递送至肺和外周气道，实现对疾病的良好控制。对于儿童、老人和那些可能在手柄和手的灵巧影响情况需要有特殊的考虑，以确保最合适的吸入器的选择。在老年患者中，常见的身体挑战包括由于灵活性问

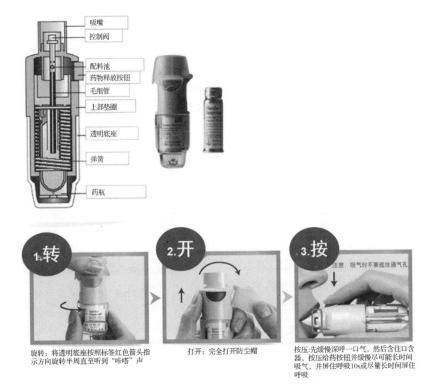

图 11.7　软雾吸入器的操作步骤

题而难以操纵该装置,包括骨关节炎、关节疼痛、中风和肌肉无力。在儿童中,吸入器的选择更具体地取决于儿童的年龄和能力,并且由于手动灵活性和手指大小,可能会遇到正确操作的挑战。在幼儿中成功使用吸入器取决于协调,吸入装置的技术特性以及儿童使用该装置进行正确吸入操作的能力。储雾罐通常用于儿童,以减少致动和呼吸协调的需要。有关在老年患者中使用吸入疗法面临的困难见图 11.8。

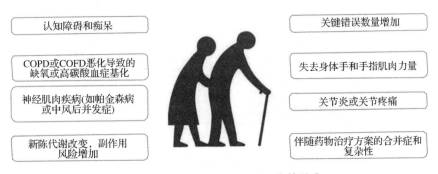

图 11.8　老年患者吸入疗法面临的困难

四、特殊情况下的雾化治疗

1. 气管切开患者的氧气雾化吸入

气管切开患者脱机后需要使用小容量雾化器吸入时，宜用 T 管连接；雾化的同时使用简易呼吸器辅助通气，可增加进入下呼吸道的药量，见图 11.9。

2. 应用呼吸机患者的氧气雾化吸入（图 11.10）

注意事项：使用呼吸机配备的雾化功能；一次性雾化器直接连接在 Y 型管或人工气道处，会造成呼气相气溶胶的损耗，应将雾化器置于吸气肢管路距 Y 型管 15cm处；注意倾倒冷凝水；在呼气端连接过滤器以吸附气溶胶，避免损坏呼吸机内部精密部件。

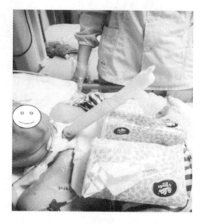

图 11.9 气切的雾化吸入

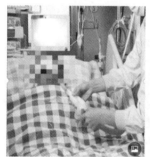
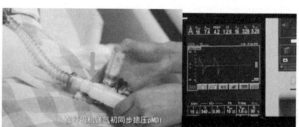

加压定量吸入器（pMDI）法

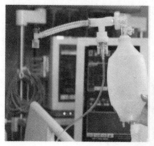
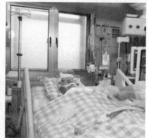

人工球囊连接雾化器法

图 11.10 呼吸机患者的雾化吸入

3. 无创通气时雾化吸入（图 11.11）

接受雾化吸入时管路和面罩应尽可能地密闭；雾化器宜置于呼气阀与面罩之间。

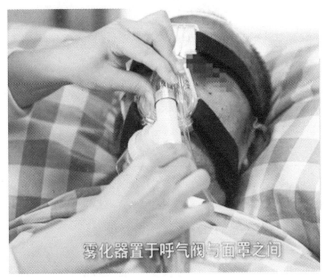

图 11.11　无创通气时的雾化吸入

五、机械通气时喷射雾化器的操作方法

（1）查看医嘱，检查患者，评价雾化器使用的指征。

（2）充分吸痰。

（3）加入药液。

（4）若应用人工鼻，需将其暂时取下，若应用加热湿化器，可不用关闭。

（5）将基础气流下调至最小。

（6）连接并打开雾化器：①呼吸机配备能随自主呼吸同步触发的雾化器，置于 Y 型管吸气端；②外接气体驱动雾化器，置于吸气肢管路距 Y 型管 15cm 处；设置驱动器流量为 2～10L/min（具体根据雾化器说明书）以及适当下调设置的容量或压力，必要时更换模式。

（7）轻拍雾化器侧壁以便充分雾化。

（8）重新连接人工鼻，恢复雾化前的机械通气模式及参数。

（9）观察患者的情况，注意有无不良反应。

（10）记录并签字。

六、各种吸入器的特点总结（图 11.12）

理想吸入器特点	吸气流速要求低	气雾喷射时间长	气雾喷射速度慢	高理想颗粒含量	高肺部沉积率	口咽部沉积少	操作简单易于掌握	大小合适	无需推进剂
患者获益	实现轻松吸入		保证药物高效沉积				易于操作、携带		环保、无污染
雾化器 (nebulizer)	√	√	√	√		√			√
压力定量吸入器 (pMDI)	√			√				√	
干粉吸入器 (DPI)		√	√				√	√	√
软雾吸入器 (SMI)	√	√	√	√	√	√	√	√	√

图 11.12　各种吸入器的比较

七、慢性呼吸道疾病吸入装置的选择策略（图 11.13）

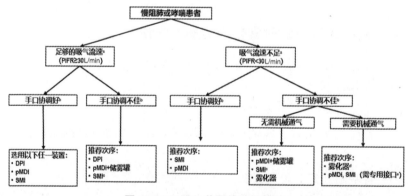

图 11.13　吸入装置的选择策略

a. 可使用吸气流速测定器，一种模拟不同吸入装置内部阻力的手持设备检测患者的吸气峰流速（PIFR）。

b. 经适当培训后判断。

c. 如患者经过培训后仍无法正确手口配合，可考虑添加储雾罐。

d. 优选有加热加湿功能的雾化器。

e. 如呼吸机管路无储雾罐结构，pMDI 和 SMI 需通过储雾罐与呼吸机连接。

PIFR：吸气峰流速；pMDI：压力定量气雾剂；SMI：软雾吸入剂；DPI：干粉吸入剂

第十二章　精准医学下晚期肺癌的
诊治策略

一、精准医学概述

2015 年，美国总统奥巴马推出一项名为"精准医学"的计划，其核心是通过分析 100 多万名囊括不同年龄阶层和各种身体状况的男女志愿者库，研究基因遗传变异对人体健康和疾病形成产生的影响，以便更好地了解疾病的形成机理，进而为开发相应药物，为"精准用药"铺平道路。那么，什么是"精准医学"？美国国立癌症研究所给出的定义是：精准医学是将个体疾病的遗传学信息用于指导其诊断或治疗的医学。

肺癌个体化治疗方案的发展史实际上就是对肺癌认识程度不断深入的历史。50 年前，肺癌成为一种相对常见病，医学届开始探索各种手段进行经验性治疗，但疗效甚微。从 1960 年的最佳治疗到 2002 年的第三代化疗方案，中位生存时间仅仅从 4 个月提高到 8 个月，4 个月的进步花费了 40 年时间！而如今因为有了分子靶向治疗，中位生存期可达 42 个月。这一巨大进步总共用了 10 年的时间，凸显了基于靶向治疗的精准医学的巨大魅力，靶向治疗让肺癌变成可控的慢性呼吸道疾病。

2003 年，全球首个分子靶向药物吉非替尼通过快通道被批准为晚期非小细胞肺癌患者的挽救性治疗，2005 年第 2 个分子靶向药厄洛替尼被批准为晚期非小细胞肺癌患者的挽救性治疗，标志肺癌治疗进入靶向治疗的时代。2009 年，IPASS 研究结果显示表皮生长因子受体（epidermal growth factor receptor，EGFR）激活突变与否将决定患者是否应该接受靶向治疗，宣告应用分子靶标来指导肺癌分子靶向治疗的真正意义上个体化靶向治疗时代的来临。EGFR 酪氨酸激酶抑制剂（tyrosine kinase inhibitors，TKIs）进入肺癌治疗领域后，改变了全球治疗肺癌的用药策略，TKIs 用于晚期 EGFR 突变患者的观念已深入人心，这一突破性的治疗方法已将 EGFR 突变非小细胞肺癌患者的中位生存期由原来的不足 1 年延长到 3～4 年。2010年，EML4 - ALK 融合基因作为具有独特临床特征肺癌的又一分子标志物进入人们的视野，针对 ALK（anaplastic lymphoma kinase，ALK）基因的小分子抑制剂克唑替尼显示出的良好疗效，昭示着针对 ALK 的靶向治疗将促使肺癌个体化治疗更加精准有效和逐步走向成熟完善。

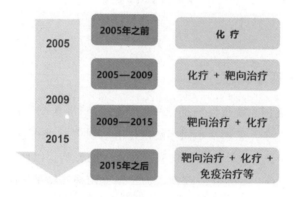

图 12.1　肺癌临床治疗策略的变革

处在当下基础和临床医学紧密结合和飞速发展的时代，未来将会更多地具有独特临床特征的肺癌分子标志物和相关的分子抑制物应用于临床，比如腺癌相关的 MET、ROS1、RET、BRAF、PI3K/mTOR，鳞癌相关的 FG-FR1、PTEN、DDR2 等。我们这个时代所拥有的生物科技水平使我们对于肺癌的认知水平不断深入，随着肺癌靶向治疗的药物如雨后春笋不断涌现，肺癌的个体化治疗不断向前发展，肺癌患者的生存期不断被延长，我们有理由期待肺癌的总生存期超过 5 年，由一种恶性疾病演变成一种临床可控的慢性疾病。肺癌临床治疗的策略的变革见图 12.1。

二、基因检测是靶向用药的前提

世界卫生组织根据组织学类型将肺癌分为 2 大类：非小细胞肺癌（non-small-cell lung cancer，NSCLC）和小细胞肺癌（small-cell lung cancer，SCLC），其中非小细胞肺癌占所有组织类型的 85%，非小细胞肺癌包括肺腺癌、鳞癌和大细胞癌等亚型（见图 12.2）。根据中国肺腺癌驱动基因突变的流行病学调查结果（见图 12.2），腺癌患者 EGFR 的突变率可高达 50%，其中不吸烟、女性、非黏液性腺癌患者的突变率更高。根据最新的中国原发性肺癌诊疗规范，对于晚期 NSCLC、腺癌或含腺癌成分的其他类型肺癌，应在诊断的同时常规进行 EGFR 基因突变和 ALK 融合基因等检测。

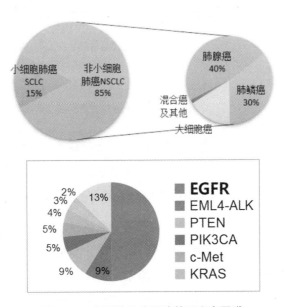

图 12.2 中国肺腺癌驱动基因突变图谱

　　根据《非小细胞肺癌 NCCN 指南 2019. V2 版》及 CSCO《原发性肺癌诊疗指南 2018 版》，肺癌靶向用药相关的基因，主要有 8 个基因，分别是 EGFR、KRAS、HER2、ALK、ROS1、MET、BRAF 和 RET。2019 年 1 月 18 日，NCCN 发布的非小细胞肺癌指南 2019 年第 3 版之后，肺癌靶向用药相关基因从 8 个变成了 9 个，新增了 NTRK 基因融合。同时，拉罗替尼（Larotrectinib）被推荐作为 NTRK 基因融合阳性转移性 NSCLC 患者的一线治疗选择。基因检测开启肺癌靶向治疗的精准选择，靶向药只针对敏感人群才会产生疗效高、缓解快、毒性低、耐受性好等特点。如尝试免疫治疗，还需要评估 TMB/PD-L1/MMR/MSI 等多基因指标。目前常用的基因检测技术分为 2 大类（见图 12.3）：一是直接测序法，对实验室及设备要求高，我们医院需要外送院外实验室；二是间接测序法，大部分以 PCR、FISH 方法检测，相对第一种比较简单，我们医院就是采用 ARMS-qPCR 法检测。

三、基因突变检测的方法

　　标本类型：①甲醛固定石蜡包埋的标本适合所有的分子生物学检测要

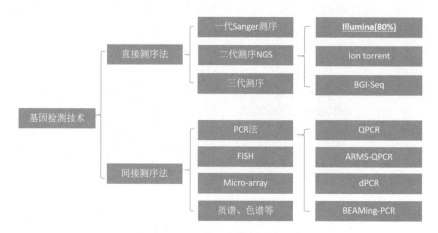

图 12.3　常用的基因检测技术

求；②细胞学标本中，细胞块和细胞涂片同样适用于分子检测；③所有待检测组织学和细胞学标本需要经过病理医师质控，如果有条件可以进行肿瘤富集操作（如微切割或切割）。组织/细胞学检测是目前的金标准，对于组织和胸腔积液都取不到的患者，血液样本是一个很好的补充，见图 12.4。

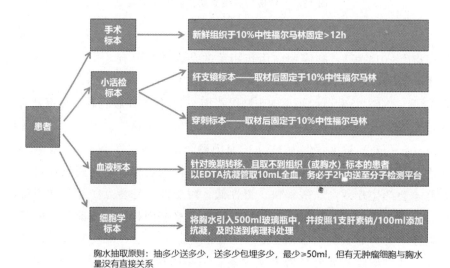

图 12.4　常见标本处理方式

病理评估及 DNA 提取：对检测标本进行病理形态学评估是 EGFR 检测最重要的质控，病理医生首先应评估整个样本中肿瘤细胞含量（肿瘤细胞百分比），确定标本是否满足检测要求（所采用检测方法的敏感性），必要时进行微切割富集肿瘤，EGFR 突变检测标本使用的切片机刀架座须清洁并消毒，不同标本切片时要更换刀片；制备 $3\sim10$ 张厚 $8\mu m$ 组织切片，对照 HE 染色结果刮取肿瘤细胞丰富区域，避开非肿瘤区和坏死区等；采用标准试剂盒提取基因组 DNA，并测定 DNA 浓度，见图 12.5 和 12.6。

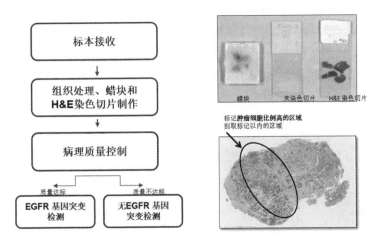

图 12.5 病理评估与质控

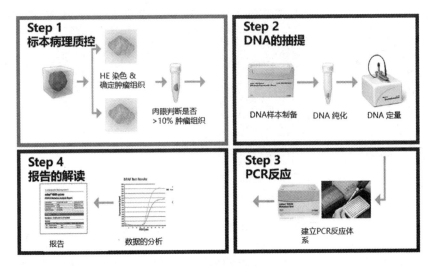

图 12.6 组织检测基本流程

EGFR 是原癌基因 G－erbB－1 的表达产物，是一种跨膜蛋白。EGFR 基因位于第 7 号染色体短臂上，有 28 个外显子。其中 EGFR 酪氨酸激酶区域的突变主要发生在 18－21 外显子上，见图 12.7。EGFR 存在常见突变位

点，也就是 19 号外显子的非移码缺失，约占 45％，或 21 号外显子的
L858R 错义突变，占 40％～45％，称之为敏感突变或者经典突变，大约占
EGFR 突变总数的 85％～90％。除去敏感突变，剩余 10％～15％左右的基
因突变被称作为 EGFR 少见突变（或者罕见突变），其中，主要的 EGFR 突
变类型有 G719X、L861Q、S768I 及 20 外显子插入突变。有研究报道，在
欧洲和北美，10％～20％的肺腺癌患者存在 EGFR 敏感突变；而在亚裔人
群中，这个比率高达 50％～60％。需要注意的 EGFR 基因有药物敏感突变，
也就是突变后可以使用某种靶向药物，也有耐药位点，即突变后对某种靶向
药物耐药，20 号外显子的 T790M 突变就是一个耐药位点，在 FGFR－TKIs
耐药机制中占 50％左右的突变频率。

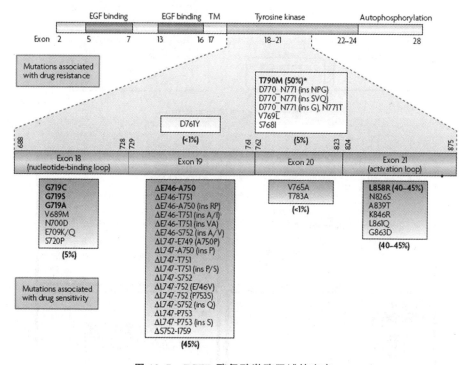

图 12.7　EGFR 酪氨酸激酶区域的突变

目前有很多 EGFR 基因突变检测的方法，包括直接测序法、基于即时
RT－PCR 基础上的方法［如突变扩增阻滞系统（amplification refractory
mutation system，ARMS)］、片段长度分析、变性高效液相色谱技术等。这
些方法各有优势和劣势，不管使用何种检测方法，均应包括以下敏感及耐药
突变。目前指南推荐的 EGFR 敏感突变包括外显子 19 缺失突变（19del）和

外显子 21 点突变 （L858R），以及双突变 （19del＋L858R、19del＋T790M、L858R＋T790M） 和一些罕见突变 （G719X、L861Q、S768I），这 3 个罕见突变均对 EGFR－TKI 治疗有效。另外还应包括 2 个耐药突变，外显子 20 插入突变 （20ins） 和外显子 20 点突变 （T790M），T790M 突变检测应用于指导第 3 代 EGFR－TKI （奥希替尼） 治疗的选择。近 90％的 EGFR 基因突变是 19 外显子缺失突变 （19del） 和 21 外显子点突变 （L858R）。测序法检测 EGFR 基因突变，成功的峰形图的峰形规则，如下图，RT－PCR 法检测 EGFR 基因突变结果如图 12.8 所示。

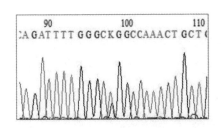 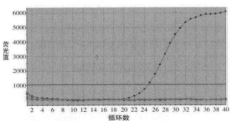

图 12.8 测序法和 RT-PCR 法检测 EGFR 突变

ALK 融合应用 Ventana 免疫组织化学法检测；ROS1 融合基因应用 RT－PCR/ARMS 方法检测；组织有限和（或）不足以进行分子生物学检测时，可利用血浆游离 DNA ARMS 法检测 EGFR 突变。NSCLC 推荐检测必检基因 EGFR、ALK、ROS1 和扩展基因 BRAF、MET、HER2、K－ras、RET、NTRK。二代测序 （next－generation sequencing，NGS） 可以针对基因上所有位点全面检测，同时检测全部必检基因和扩展基因，做到完全覆盖。其他技术只能选择最常见的几个基因位点检测，鉴于传统检测方法对样本有局限 （见图 12.9），难以涵盖所有分子亚型和变异类型。国内指南推荐或者在常规检测 EGFR、ALK、ROS1 之后，再应用 NGS 检测扩展基因。

各种检测方法的比较：除敏感性和特异性之外，检测方法比较重要的参数是对基因的覆盖程度及流转时间 （见图 12.10）。对基因足够完整的覆盖可使患者不会错过从罕见敏感变异中获益的机会，比较短的流转时间能使患者及时接受治疗。目前可用的商业化试剂盒如 COBAS、Therascreen. SuperARMS，均在 L858R、19 外显子缺失及 T790M 突变之外，包括了比较常见的少见突变，如 G719X、L861Q、S768I，但是这些检测并没有包括其他更罕见的可能对 EGFR TKIS 敏感的位点。NGS 方法时实现对 EGFR 基因的完整覆盖，从而不会遗漏罕见位点，同时 NGS 方法的优势在于可在

EGFR 基因之外实现多基因的平行检测，但是 NGS 技术需要相对较长（临床可接受）的流转时间。NGS、ddPCR、BEAMing 的另外一个优势是能够提供 EGFR 突变在样本中的丰度，此信息可带来更多的临床应用价值（见图 12.11）。ASTRIS 是一项奥希替尼治疗 T790M 突变患者的真实世界研究（NCTO2474355），研究者对患者基线血液进行 ddPCR 检测，发现 EGFR 敏感突变的丰度（大于 2.6％或小于 2.6％）及 T790M 突变丰度同敏感突变丰度的比值（大于 0.22 或小于 0.22）与治疗疗效相关；基线敏感突变较高的丰度及 T790M 丰度同敏感突变丰度较低的比值意味着更差的奥希替尼治疗疗效。

基因	变异类型	传统检测方法	传统方法样本类型	价格（元）	灵敏度
EGFR	典型激活突变	ARMS法	组织/血液	3000-4000	1%
	非典型激活突变	无法检测	——	——	——
ALK	融合	FISH	组织	1000-3000	——
	耐药突变	无法检测	——	——	——
ROS1	融合	FISH	组织	1000-3000	——
BRAF	V600E激活突变	桑格测序		400-800	30%
	15外显子其他激活突变	无法检测	——	——	——
RET	融合	FISH	组织	1000-3000	——
MET	扩增	FISH	组织	1000-3000	——
		免疫组化(IHC)	a组织	300-800	
	14号外显子跳跃突变	无法检测			
HER2	20外显子非移码插入突变	无法检测			
KRAS/NRAS	典型激活突变	桑格测序	组织	400-800/位点	30%
	非典型激活突变	桑格测序	组织	400-800/位点	30%
PIK3CA	激活突变	桑格测序	组织	400-800/位点	30%
TP53	失活突变	无法检测			

图 12.9　传统检测方法的局限性

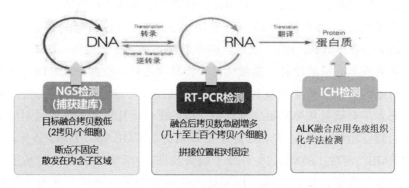

图 12.10　不同检测方法的比较

分类	技术	敏感性	优点	缺点	适用性
低通量	QPCR	1%	成本低 操作简便	准确性低 仅能检测单一位点	组织突变检测
	ARMS	1%	成本低，准确 操作简便	通量低 敏感性不满足ctDNA要求	组织突变检测
	FISH		准确度高，金标准	样本要求高 技术要求高	组织中融合和扩增的检测
	dPCR/BEAMing	0.01%	敏感性高 实现绝对定量	需要相应仪器耗材	疗效监测 耐药监测
高通量	基因芯片	10%	成本较低 结果易解读	仅能检测已知位点 准确性、重复性差	易感性检测
	高通量测序	0.01%	能够检测未知基因、未知突变 准确性高 检测范围大时成本低	检测范围小时成本较高 数据分析难度大	用药指导 早筛 易感性检测

图 12.11　常用检测技术比较

四、耐药后的检测和处理策略

遗憾的是，对 EGFR - TKI 初始治疗有效的患者在 1～2 年之后最终难逃继发性耐药而治疗失败的命运。因此，EGFR 突变并非预测 EGFR - TKI 治疗疗效与生存的唯一分子事件。EGFR 除敏感性突变之外，尚有更多更复杂的耐药机制制约着 EGFR - TKI 的临床疗效。EGFR - TKIs 耐药机制主要分为 2 大类：原发性耐药和继发性耐药。原发性耐药定义为：具有敏感突变的晚期非小细胞肺癌患者首次使用 EGFR - TKIs 治疗无明显客观反应，或服用 TKI 后 PFS<90d，非小细胞肺癌有 EGFR 敏感突变患者中 5%～10%患者出现原发性耐药。获得性耐药是指既往接受过 EGFR - TKI 单药治疗，按实体肿瘤疗效评价标准为临床获益，持续使用 EGFR - TKI 治疗≥1 个月后出现进展。获得性 EGFR - TKIs 耐药机制可分为 4 类：靶基因点突变、旁路信号通路激活、表型或组织学转化和其他未知机制。

T790M：在 EGFR - TKIs 获得性耐药患者中 50%～60%可检测出 T790M 点突变，T790M 是 EGFR 20 外显子激酶结构域 790 位的点突变，其中苏氨酸被甲硫氨酸取代，随后激活下游信号传导途径，增强了 ATP 与 EGFR - TKI 结合域的亲和力，最终降低了任何与 ATP 竞争性抑制剂的功效。第三代 EGFR TKIs 如奥西替尼、艾维替尼、Rociletinib（CO - 1686）、BI1482694、EGF816 等可应用于第一代 TKIs 耐药后存在 EGFR T790M 突变的患者。其中奥西替尼是目前临床上最成熟的药物，被批准用于 EGFR T790M 突变阳性的晚期非小细胞肺癌患者，奥西替尼通过靶向 ATP 结合位点中的半胱氨酸-797 残基，从而不可逆地结合 EGFR 激酶，一方面具有与第一代 TKIs 相同的活性，另一方面可有效抑制携带 T790M 突变的肿瘤细胞增殖。由于 T790M 的时空异质性，T790M 阳性可在 TKI 停药 1 年之后转为阴性，此时将再次对第一、二代 EGFR - TKIs 敏感。有研究显示由于 T790M 突变惰性，T790M 阳性患者预后似乎更优于 T790M 阴性患者。

MET 扩增：MET（一种肝细胞生长因子的受体酪氨酸激酶）的表达在许多肿瘤中失调，是癌症治疗的主要靶标之一。在晚期非小细胞肺癌 EGFR - TKIs 获得性耐药患者中，约 5％～22％ 耐药性是由于编码 MET 酪氨酸激酶受体的基因的扩增，MET 维持细胞中下游增殖信号、抗凋亡信号的激活，例如 PI3K 或 MAPK 途径，因此 MET 扩增导致 EGFR - TKIs 获得性耐药并促进肿瘤的进展。

HER2 增殖：HER2 是一种受体酪氨酸激酶，与 ErbB/HER 的其他家族成员共同作用，形成异二聚体而引发下游信号通路。有研究表明，在 HER2 过表达的细胞系模型中 EGFR - TKIs 抗性增加，其认为 HER2 扩增为 EGFR TKIs 获得性耐药的机制，且独立于 EGFR T790M 突变发生。临床前试验表明，奥西替尼对肺癌中 HER2 突变显示出强大的抗肿瘤效力，另外一项研究表明，Nemtinib（一种不可逆的泛 HER 酪氨酸激酶抑制剂）在体内体外都显示出对 HER2 突变的 NSLCS 细胞系的抗肿瘤活性。Neratinib 在 HER2 突变的 NSCLC 的治疗潜力令人期待。

BRAF 突变：作为 RAS/丝裂原活化蛋白激酶信号通路的成员，BRAF 位于 KRAS 的下游，并直接使 MEK 磷酸化，从而使 ERK 磷酸化，该途径最终导致有利于细胞增殖与存活的基因的基因转录。在 NSCLC 致癌复发性驱动突变的检出率为 3％～5％，并被分类为 V600E. G469A 和 D594G 突变。2017 年 6 月美国 FDA 批准了 Dabrafenib 和 Trametinib 联合治疗应用于 BRAF V600E 突变的晚期非小细胞肺癌。

除上述基因，旁路信号通路激活、PI3K/AKT/mTOR 信号通路、JAK/STAT3 信号通路、表型或组织学转化及上皮间质转化（EMT）亦可能是 EGFR - TKI 耐药的分子基础。第一代或第二代 EGFR - TKIs 耐药的非小细胞肺癌患者 3％～14％ 可观察到 SCLC 的组织学转化，但在第三代药奥西替尼耐药中较少见。从腺癌到小细胞肺癌组织型的转化可能是由于肿瘤异质性导致，因此学者们均强调 2 次或多次活检对 TKI 耐药机制探索及肿瘤遗传的重要性。据报道，TKIs 治疗后腺癌的 SCLC 转化的预后较差，总生存期为 7.1 个月。

扭转耐药的策略：对 EGFR‐TKI 耐药机制的不断探索，指导临床上各种新药的出现及组合方案的使用以克服 EGFR‐TKIs 耐药性。

第三代和第四代靶向药：针对第一代、第二代 EGFK‐TKIs 的主要耐药机制 T790M 突变，奥西替尼为这部分患者带来希望，但与此同时，奥西替尼的耐药问题也逐渐显现，奥西替尼的药物耐药机制除涉及上述机制以外，主要为 EGFR‐C797S 的新突变的发生，该突变发生比例约占 20%。Ciric To 等最新发表的新药 JBJ‐04‐125‐02 在体内体外试验中均可抑制 EGFR L858RH790M/C797S 信号传导，以及可联合奥西替尼产生更强的抗肿瘤功效，有望成为第四代 EGFK‐TKIs。

五、靶向药物的选择

肺癌是全球癌症相关死亡发生的主要原因之一，占所有癌症死亡的 25% 以上。中国肺癌发病率占全球发病率的 40%，且发病率每年呈上升趋势。近年来，由于对非小细胞肺癌生物学及特定驱动基因突变的深入理解，非小细胞肺癌在诊断及治疗方面取得了巨大进步；晚期非小细胞肺癌基因突变阳性患者中靶向治疗取代标准铂类为主的化疗模式成为一线治疗方式。

1. EGFR 突变型肺癌

EGFR 是非小细胞肺癌（NSCLC）最常见的突变驱动基因，中国等东亚国家 EGFR 突变概率更是高达 30% 以上，腺癌更可高达 60% 左右。EGFR 突变目前是 NSCLC 最为重要的驱动基因，也可以说是中国肺癌的第一个分子分型-称为 EGFR 突变型肺癌。EGFR 突变主要发生在 18－21 号外显子，其中 19 号外显子的缺失突变和 21 号外显子的 L858R 点突变是最常见的突变亚型，占所有突变类型的 90%。针对 EGFR 突变研发的第一代 EGFR 抑制剂（吉非替尼、厄洛替尼和埃克替尼）在肺癌治疗上扮演着举足轻重的作用，使 EGFR 突变型肺癌的总生存达到 20~24 个月左右。第二代 EGFR 突变抑制剂为阿法替尼和达克替尼。第二代药物期望通过不可逆的共价结合方式，推迟耐药性的出现。结果可见，第二代药物对 EGFR 的抑制作用更好更强，但没有解决 T790M 耐药突变的问题。但二代 EGFR TKI 最出彩的地方，是首次证实了 EGFR TKI 一线治疗提高了敏感突变的总生存（达克替尼是 19 和 21 外显子突变；阿法替尼是 19 外显子突变）。三代 EGFR 抑制剂奥希替尼的特色，是能有效地治疗一、二代常见耐药的 T790M 突变，同时奥希替尼还能靶向 EGFR 敏感基因突变（包括 18、19、21 突变），也扮演一代抑制剂的角色；其他特点包括其有更好的选择性，对野生型的 EGFR 作用弱，皮疹等副作用更小，最为关键的是，它对脑转移疗效优于其他的 EGFR TKIs。8 项随机研究奠定了 TKI 在 EGFR 基因突变阳性患者中一线治疗的地位（见表 12.1）。

表 12.1　各种临床研究的 RR 与中位 PFS

研究	RR	中位 PFS
IPASS	71.2% 比 47.3%	9.8 比 6.4 月
First—SIGNAL	84.6% 比 37.5%	8.4 比 6.7 月
WJTOG 3405	62.1% 比 32.2%	9.6 比 6.6 月
NEJGSG002	73.7% 比 30.7%	10.8 比 5.4 月
OPTIMAL	83% 比 36%	13.1 比 4.6 月
EURTAC	58% 比 15%	9.7 比 5.2 月
LUX—LUNG 3	61% 比 22%	11.1 比 6.9 月
LUX—LUNG 6	67% 比 23%	11.0 比 5.6 月

注：PFS 无进展生存期（progression-free survival）；RR 缓解率（response rate）

2. ALK 融合型肺癌

EML4 - ALK 基因融合是非小细胞肺癌的第 2 常见致癌基因。EML4 - ALK 基因融合在中国 NSCLC 患者中的表达阳性率为 3.3%～6.1%。如果排除了 EGFR 突变，腺癌的 ALK 融合发生率可高达 16.8%。ALK 融合基因抑制剂的特点是耐药性较少，患者整体治疗效果更好，因此 ALK 突变也被誉为 NSCLC 领域的"黄金突变"。目前中国已有 3 款药物上市，包括一代 ALK 抑制剂克唑替尼、二代的赛瑞替尼和艾乐替尼。克唑替尼是首个口服 ALK 抑制剂，同时也是 c - Met 和 ROS1 抑制剂。目前克唑替尼已积累了丰富的临床治疗病例，首次使 ALK 融合型肺癌的治疗效果大大提高。第二代 ALK 抑制剂活性更好，其中代表抑制剂盐酸艾乐替尼在疗效上远超克唑替尼，中位 PFS 居然达到不可思议的 34.8 个月，使 ALK 融合型非小细胞肺癌真正成为可控的慢性病。

3. ROS1 融合型肺癌

ROS1 融合型肺癌大约占非小细胞肺癌的 1%，也是目前非小细胞肺癌中第 3 个可靶点治疗的分子分型。2018 年，吴一龙等在 Journal of Clinical Oncology 发表的 OO - 1201 亚洲研究，克唑替尼治疗 127 例 ROS1 融合型肺癌，有效率达到 71.7%，中位 PFS 为 15.9 个月。中国监管部门也依据这一临床试验批准克唑替尼治疗 ROS1 融合型肺癌的适应证。克唑替尼治疗 ROS1 融合型肺癌发生耐药后，可考虑使用赛瑞替尼。

4. 新的可能靶点

最有希望近期能在中国获批上市的肺癌靶点药物应为 NTRK 融合基因抑制剂和 cMET 14 外显子跳读突变系列抑制剂。前者为 2018 年轰动国内医患圈的广谱抗肿瘤药物 Larotrectinib，对 NTRK1.2.3 融合的各种癌症的有效率达到 75%，遗憾的是 NTRK 融合肺癌只占 0.1% 左右。cMET 14 外显子跳读突变占肺癌的 1%～2%，已报道的小分子抑制剂 Tepotinib，Capmatinib，Sovalitinib 和 Crizotinib 等均显示不俗的疗效，RR 均可达到 50% 以上，PFS 也超过了 6 个月。已进入 2 期临床试验的靶点还包括以下几个：

RET 融合基因：约占非小细胞肺癌的 1%～2%。BLU667 和 LOXO292 是 2 个 1 期临床试验显示 RR＞50% 的小分子化合物，目前均已在中国开展 2 期临床试验，有望以罕见疾病临床亟须的条件获取中国监管部门的快速审评。

HER2 突变基因：突变频率在非小细胞肺癌约为 1%～2%，阿法替尼对这类突变的有效率为 20% 左右。新的小分子靶向药物吡咯替尼和单克隆抗体 TDM-1 也进入了 2 期临床试验。TDM-1 治疗 HER2 突变或 EGFR 20 外显子插入突变的 RR 达到 44%，中位 PFS 5 个月左右，其他的小分子药物还有 Pozitinib. TAK788 等。有意思的靶点还包括 cMET 扩增。如何定义 cMET 扩增成为目前制约发展的关键因素。几个临床试验得到的结论是 cMET 蛋白过表达 3＋可作为初筛工具，扩增在基因拷贝数大于 5 的，cMET 抑制剂可获得较好的疗效。目前的临床试验处在 1～2 期阶段。

TP53 突变：约 90% 的小细胞肺癌（SCLC）和约 50% 的非小细胞肺癌（NSCLC）中有 TP53 发生改变。AZD1775 属于 WEE1 激酶抑制剂，在 1 期临床试验中，患者先接受单药 AZD1775 治疗 14d，如能耐受即转入提升剂量的第 2 部分。第 2 部分分为接受更大剂量 AZD1775 单药治疗的 2A 队列和与吉西他滨、顺铂或卡铂联合治疗的 2B 队列。共纳入 202 例无标准治疗可用的实体瘤患者（第 1 部分 9 例，2A 队列 43 例，2B 队列 158 例），有 176 例可进行疗效分析，其中 18 例为肺癌患者。结果显示，总 ORR 为 10%，DCR 为 63%。TP53 突变的患者中（19 例）有效率为 21%，而 TP53 野生型的患者中（33 例）有效率为 12%。常见的靶向药物总结见表 12.2。

表 12.2　常用的靶向药物总结

药物类别	靶向药			检测基因	国内是否上市
FDA 批准的用于治疗非小细胞肺癌的靶向药物	一代 EGFR - TKI	Gefitinib	吉非替尼	EGFR、KRAS	是
		Erlotinib	厄洛替尼	EGFR、KRAS	是
		Icotinib	埃克替尼（国产）	EGFR、KRAS	是
	二代 EGFR - TKI	Afatinib	阿法替尼	EGFR、KRAS	是
		Dacomitinib	达克替尼	EGFR、KRAS	否
	三代 EGFR - TKI	Osimertinib	奥希替尼	EGFR	是
	一代 ALK 控制剂	Crizotinib	克唑替尼	ALK、ROS1、MET	是
	二代 ALK 抑制剂	Alectinib	阿来替尼	ALK	是（2018 年 8 月）
		Ceritinib	塞瑞替尼	ALK	是（2018 年 5 月）
		Brigatinib	布加替尼	ALK	否
	三代 ALK 抑制剂	Lorlatinib	劳拉替尼	ALK	否
	BRAF 抑制剂＋MEK 抑制剂	Dabrafenib	达拉非尼＋曲美替尼	BRAF	否
	BRAF 抑制剂	Vemurafenib	维罗非尼	BRAF	否
	NTRK 抑制剂	Larotrectinib	LOXO 101	NTRK1，2，3	否
NCCN 指南中推荐跨癌种治疗非小细胞肺癌药物	抗 HER2 单抗	Trastuzumab	曲妥珠单抗	HER2	—
	抗 HER2	Afatinib	阿法替尼	HER2	—
	多激酶抑制剂	Cabozantinib	卡博替尼	RET	—
		Vandetanib	凡德他尼	RET	—

5．总体思路

目前对于 EGFR 突变的晚期 NSCLC，一线治疗有多种 TKI 可选，包括一代的吉非替尼和厄洛替尼；二代的阿法替尼和三代的奥希替尼。可选的治疗策略为一线一代或二代 TKI，进展后序贯三代 TKI，再次进展后可选择化疗或免疫治疗；亦可以选择一线三代 TKI 治疗，进展后序贯化疗或免疫治疗，而进展之后应用一代或二代 TKI 的 OS 数据尚不完善。在制定治疗选择和决定 TKI 的最佳使用顺序时，需要考量的因素包括：是否合并脑转移、毒性、并发症、T790M 突变、获得性耐药机制、药物可及性、医生的选择、患者的倾向、治疗费用等。一代、二代和三代 TKI 从前期研究角度比较，二代 TKI 比一代 TKI 在 EGFR、T790M 突变具有更好的治疗潜能；从药理学角度，二代 TKI 的作用靶点在一代的基础上增加更广泛的 pan-ERBB 家族抑制；从临床实验角度 Ⅱ b LUX-Lung7 显示，相比吉非替尼，阿法替尼 DFS 显著延长，却无 OS 获益。Ⅲ期 ARCHER 1050 显示，相比吉非替尼，达克替尼 DFS 显著延长；却无 OS 数据报道。在不良反应方面，与一代 TKI 相比，二代 TKI 表现出更明显的皮肤、胃肠道方面的副作用，这可能与其对 pan-ERBB 家族抑制有关。三代 TKI 与一代相比数据如前所述，总体而言，奥希替尼在颅内浓度较高，其颅内转移治疗效果相对较好；从安全性角度，二代 ECFR - TKI 的毒副反应较一代及三代都更严重。

6. 免疫治疗的策略

免疫治疗总体疗效欠佳，EGFR 突变似乎是免疫疗法的"禁地"，具体表现在 3 个方面：第一，有效率偏低，EGFR 突变的晚期肺癌患者，使用 PD - 1/PD - L1 抑制剂的有效率普遍低于 5%，而靶向治疗的有效率高达 70% 以上；第二，可能出现爆发进展；第三，副作用的发生率增加。来自多项研究的数据显示，EGFRm＋患者使用 PD - 1/PD - L1 抑制剂的有效率只有 3.6%，而野生型患者有效率达到 23.3%，差异为 6.5 倍。另一项研究中，10 位 EGFRm＋患者使用 PD - 1 抑制剂治疗后，2 位出现了爆发性进展，2 个月之内肿瘤分别增大了 53.6% 和 125%，增速超过治疗前的 2 倍以上。日本的 1 项 2 万多例 EGFRm＋晚期肺癌患者的回顾性研究结果表明，同时使用靶向药和 PD - 1 抑制剂，间质性肺炎或免疫性肺炎的发生率高达 25.7%，而单用靶向药或 PD - 1 抑制剂发生率分别为 4.6% 和 6.4%。

目前认为，PD1/PDL1 抑制剂主要通过激活体内 T 细胞，恢复其杀伤肿瘤细胞的能力。由于肿瘤细胞不断发生内部基因突变，出现大量肿瘤特异性抗原，T 细胞通过这些抗原来区分肿瘤细胞与正常细胞。患者突变负荷越大，T 细胞识别效率越高，免疫治疗疗效越好。而 EGFR 突变的癌细胞主要由驱动基因推动其癌变发生，携带该突变的患者整体突变负荷低于全体肺癌患者，可能这是 PD1/PDL1 抑制剂在 EGFR 突变患者疗效欠佳的原因之一。

7. 适用于免疫治疗的患者选择

并非所有 EGFRm＋的 NSCLC 患者都不适合使用免疫治疗。适合 PDI/PDL1 抑制剂治疗的潜在人群可能为：①对靶向治疗原发耐药且 PD - L1 高表达；②有吸烟史；③多线治疗后仍有 PD - L1 高表达的。一项意大利的研究，其结果有 3 个关键点：第一，EGFR 突变型与野生型使用 PD - 1 抑制剂治疗，前者有效率为 8.8%，后者为 19.6%，再次印证了上文的结果，总体上 EGFR 突变患者使用 PD - 1 的效果差；第二，EGFR 突变阳性患者，有或无吸烟史，使用 PD - 1 抑制剂治疗后，前者有效率为 20.6%，后者仅有1.9%；第三，只要抽烟，不管 EGFR 突变是否阳性，使用 PD-1 抑制剂治疗的有效率都超过了 20%，且有效率接近。

8. 随着 PD-1/PD-L1 单抗的临床研究数据越来越多，国内外多项权威指南优选推荐 PD-1/PD-L1 单抗作为晚期非小细胞肺癌治疗的新选择，2019CSCO 指南推荐，帕博利珠单抗及阿特珠单抗联合化疗一线治疗，同时对于 PD-L1 TPS≥50%患者，帕博利珠单抗单药也是一线推荐。二线推荐方案包括纳武利尤单抗单药，帕博利珠单抗单药限定于 PD-L1 TPS≥1%的晚期 NSCLC 患者，见下表 12.3。

表 12.3　2019CSCO 对免疫治疗方案的推荐

治疗线数	方案（驱动基因阴性和未知）	推荐级别
一线	帕博利珠单抗单药（限 PD-L1 TPS≥50%）	Ⅱ级
	帕博利珠单抗联合培美曲塞和铂类	Ⅱ级
	阿特珠单抗联合贝伐＋紫杉醇＋卡铂	Ⅲ级
二线	纳武利尤单抗	Ⅰ级
	帕博利珠单抗单药（限 PD-L1 TPS≥1%）	Ⅱ级
	阿特珠单抗单药	Ⅲ级
三线	纳武利尤单抗	Ⅰ级

临床病例：

患者陈××，女，73 岁，无吸烟史，因"咳嗽、气促"2014 年入院，胸部 CT 提示左肺周围型肺癌伴左胸膜、双肺多发转移，入院后病理活检提示腺癌，基因检测提示 21 号外显子的 L858R 点突变（图 12.12），选择第一代 EGFR-TKI 吉非替尼靶向治疗，1 年后复查 CT 较前明显好转，坚持服用吉非替尼 3 年，2018 年因双肺病灶增多（图 12.13），再次活检基因检测提示 T790M 突变，改用第三代 TKI 奥希替尼口服，门诊随诊，目前病灶稳定，最近一次胸片（图 12.14）。

检测项目	外显子/密码子	突变类型	检测结果
EGFR基因29种突变检测	Exon-19	19-Del	野生型
	Exon-21	L858R	突变型
	Exon-20	T790M	野生型
	Exon-20	20-Ins	野生型
	Exon-18	G719X	野生型
	Exon-20	S768I	野生型
	Exon-21	L861Q	野生型

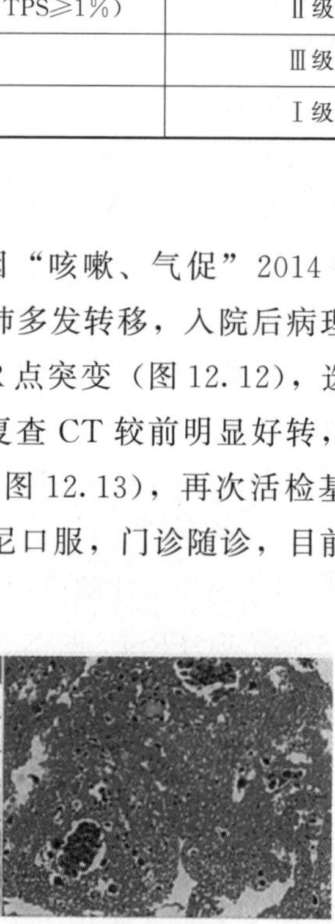

图 12.12　基因突变检测及病理图

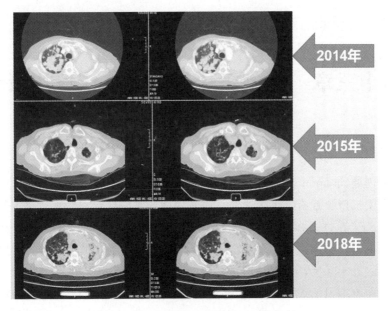

图 12.13　治疗前后患者胸部 CT 的比较

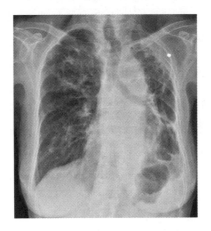

图 12.14　患者最近复查的胸片

第十三章　无创正压通气的临床应用策略

无创通气（non invasive ventilation，NIV）是指通过鼻罩、面罩或鼻导管等无创接口装置给予正压通气，而非使用气管内导管、气管造口术等有创方式。NIV 在过去 30 年越来越普遍应用于急慢性呼吸衰竭的患者，在欧洲的一些 ICU，已超过 80％的患者使用无创通气，在加拿大和美国使用的比例小，20％～50％，原因是医生不熟悉无创呼吸机的使用。NIV 的应用不仅仅是在 ICU 中，更多应用于普通科室、家庭，改善生活质量；NIV 对于患者治疗具有更好的成本效益，能减少气管插管、有创通气的使用，减少医疗花费，减少机械通气的时间，减少 ICU 住院天数，降低急慢性呼吸衰竭的病死率，NIV 将成为机械通气的未来发展趋势。NIV 使用目标（同有创通气）是保证肺通气功能、减少患者的呼吸做功。

一、NIV 的适应证与禁忌证

（一）NIV 使用的适应证

对于大多数无需紧急插管且已知 NIV 对其疾病有效的患者，如果没有禁忌证，可尝试 NIV，不同疾病中 NIV 的推荐级别见表 13.1。

表 13.1　不同疾病中 NIV 的推荐级别

基础疾病	依据级别	建议
COPD	A	推荐
哮喘	C	选用
辅助拔管（COPD）	A	指南
心源性肺水肿	A	推荐
肺炎	C	选用
ALI/ARDS	C	选用
免疫抑制患者	A	推荐
手术后呼吸衰竭	B	指南

续表

基础疾病	依据级别	建议
拔管后呼吸衰竭	C	指南
拒绝插管	C	指南
插管前氧合	B	选用
辅助纤支镜检查	B	指南

（二）NIV 使用的禁忌证

心跳或呼吸骤停；自主呼吸微弱；严重意识障碍；临床状态不稳定；误吸危险性高及气道保护能力差；气道分泌物多且排除障碍；面颈部和口咽腔创伤、烧伤、畸形；不合作或烦躁；上呼吸道梗阻。

严重意识障碍是 NIV 的禁忌证，但在高碳酸血症性脑病时可能例外，在高度监护的情况下，可以尝试 NIV。开始 NIV 后 1～2h 内，患者的意识障碍就应明显好转。若患者意识障碍恶化或没有改善，应该迅速进行气管插管。呼吸性酸中毒不是 NIV 的禁忌证。有 1 个或以上禁忌证的患者不应尝试 NIV，而应该接受气管插管并进行有创机械通气。

二、无创呼吸机与有创呼吸机的无创功能比较

有创呼吸机的无创模式是基于非漏气状态下，正压通气的人机同步和精准监测为目标。在漏气情况下，其人机同步性较无创呼吸机均表现不佳。两者的比较见下表 13.2。

表 13.2　无创呼吸机与有创呼吸机的无创功能比较

	无创呼吸机	有创呼吸机的无创模式
算法设计	漏气时保持人机同步	非漏气时人机同步
气源	涡轮机	压缩空气或涡轮机
管路	单管	双管
管路及面罩是否有漏气设置	有	无
呼出气体排出方式	漏气阀或孔	呼气回路
漏气时人机同步性	好	差
漏气大于 60L/min 表现	可人机同步	人机对抗
面罩选择	漏气面罩	非漏气面罩

三、连接方法的选择与佩戴

用于 NIV 的人机通气接口装置包括全脸面罩、口鼻面罩（oronasal

mask)、鼻罩及鼻枕面罩（见图 13.1）。全脸面罩会盖住眼、鼻和口，而口鼻面罩只盖住鼻及口、不包括眼。口鼻面罩有时称为面罩（face mask）。面罩上的固定带能将面罩固定于患者面部，应适当调整以避免对鼻或面部造成过多压力。一般说来，固定带的松紧度应为可在固定带与面部之间放入 1～2 个手指。当使用鼻罩时，通常需要在患者的下颌绑上带子以保持口腔关闭。开始 NIV 时通常优先选择口鼻面罩，而非鼻罩。若患者采用口鼻面罩不能充分改善气体交换或者过度压迫鼻部，全面罩可能更佳。大多数呼吸衰竭患者都是用口呼吸，通过鼻罩进行 NIV 可能导致大量气体经口漏出，因而效果较差。鼻腔气道对气流有显著阻力，如果使用低水平气道正压通气，则会降低 NIV 的有益作用。全面罩和口鼻面罩的主要缺点为更难监测误吸。无论选择何种通气接口装置，可用加热加湿法使 NIV 回路的相对湿度接近环境湿度范围，这样会让患者感到更舒适。

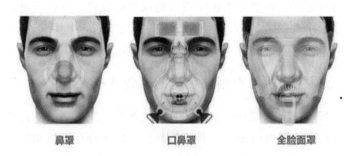

图 13.1　各种面罩的示意图

四、NIV 模式的选择

单水平：持续气道正压（continuous positive airway pressure，CPAP）：吸气、呼气维持同一个压力，完全自主呼吸，同步性好。患者做功，无通气支持，适用于自主呼吸能力好的患者，见图 13.2。主要适用低氧血症、心源性肺水肿，可以改善氧合，减轻心负荷，还可以防止上气道阻塞和塌陷，维持上气道通畅，纠正睡眠结构紊乱及睡眠期低氧，用于治疗阻塞型睡眠呼吸暂停及低通气综合征。

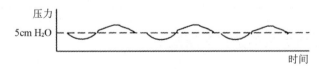

图 13.2　CPAP 模式示意图

双水平：双水平气道正压（bilevel positive airway pressure，BPAP）：既可提供吸气相气道正压（inspiratory positive airway pressure，IPAP），也可提供呼气相气道正压（expiratory positive airway pressure，EPAP）。常错误地将"BiPAP"和"BIPAP"用于指代 BPAP 模式的 NIV。BiPAP 是 Respironics 公司所生产便携式呼吸机的特定 BPAP 模式，而 BIPAP 是 Drager 医药公司所生产呼吸机的特定 BPAP 模式。这只是能够提供 BPAP 的呼吸机的其中 2 种。双水平 BPAP 示意图及常见 3 种通气模式，见图 13.3。

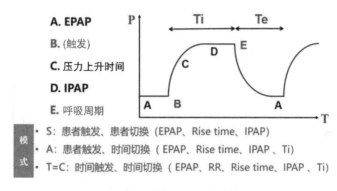

图 13.3　BPAP 示意图及常见 3 种通气模式

S 模式（spontaneous，自主呼吸模式）：就是人通过自己的自主呼吸来触发呼吸机送气（吸气时机器提供吸气压 IPAP，呼气时机器提供呼气压 EPAP），呼吸频率完全由患者自己控制，见图 13.4，此模式主要适用于自主呼吸良好的患者。优点：同步性好，通气效率高，气道压力低。

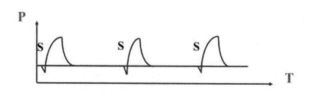

图 13.4　S 模式示意图

T 模式（timed，时间控制模式）：就是机器根据设定的参数控制人的呼吸，人只能被动地跟随机器的工作，见图 13.5。此模式主要适用于呼吸触发能力微弱的患者。主要适用于无自主呼吸或自主呼吸弱的病人。

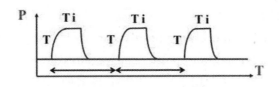

图 13.5　T 模式示意图

S/T 模式（spontaneous/timed，自主/时控模式）：当患者的呼吸周期小于后备呼吸频率对应的周期时，机器工作在 S 模式；当患者的呼吸周期大于后备呼吸频率时，机器工作在 T 模式。例如：BPM＝15 次/min，呼吸周期＝60s/15＝4s，则呼吸机等待 4s，如病人能在 4s 内触发呼吸机，呼吸机则为 S 工作模式，相反则为 T 模式，见图 13.6。此模式使用最普遍，用于与呼吸有关的各种病人。

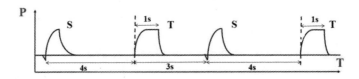

图 13.6　S/T 模式示意图

PC 模式（pressure control 压力控制模式）：此模式中有 A 和 T2 种呼吸方式。病人的呼吸周期小于后备呼吸频率的周期时，呼吸机除提供 IPAP 与 EP-AP 外，还控制病人的吸气时间，但不控制呼吸时间，为 A 模式；当病人的呼吸周期大于后备呼吸频率时，为 T 模式，见图 13.7。某些无创呼吸机称为 AC 模式。主要用于呼吸频率快、潮气量低、低氧血症的病人。

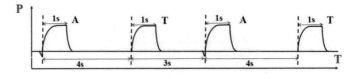

图 13.7　PC 模式示意图

平均容积保证压力支持（average volume assured pressure support，AVAPS）：AVAPS 模式输送时间切换的强制呼吸和压力支持的自主呼吸，AVAPS 自动计算实现病人目标潮气量所需的压力，根据患者每次呼吸调节吸气压，以实现目标潮气量，有助于改善治疗舒适性与同步性，见图 13.8。主要用于 3 大类型患者：肥胖性低通气、神经肌肉疾病、限制性肺病患者。

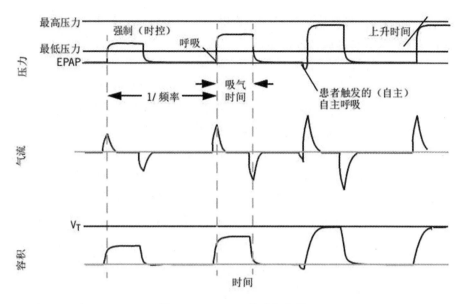

图 13.8　AVAPS 模式示意图

五、NIV 参数的设置

1. 无创通气治疗呼吸衰竭的机制（图 13.9）

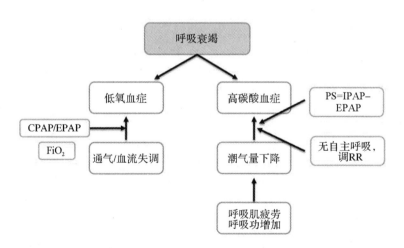

图 13.9　无创通气治疗呼吸衰竭的机制

2. 无创呼吸机常用的参数有

吸气相气道正压（IPAP）、呼气相气道正压（EPAP）、吸气时间（Ti）、后备呼吸频率（f）、压力上升时间（rise time）、压力延迟上升时间、吸氧浓度（FiO_2）。无创呼吸机参数的设置以达到缓解气促，减慢呼吸频率，增加潮气量和改善动脉血气为目标。

（1）IPAP：代表呼吸机在病人的吸气相时输出的压力，是指病人吸气触发或呼吸机触发后输送的高压相压力。其作用是 IPAP 值设置越高，表示呼吸机输出的支持越大，呼吸机帮助完成的呼吸功越高，病人需要自主完成的呼吸功减少，有利于提高通气量水平，降低二氧化碳分压。IPAP 调节原则：为了获得更好的人机协调性，初始设置通常为 IPAP $8\sim12\ cmH_2O$（CPAP 模式，可从 $4\ cmH_2O$ 开始），$2\sim6\ min$ 增加 1 次，每次增加至 $2\sim4\ cmH_2O$，经过 $5\sim20min$ 逐步增加至合适水平（病人最高耐受值后下降 $2\ cmH_2O$）；IPAP 常用范围 $10\sim25cmH_2O$，当 IPAP 超过 $25cmH_2O$ 时，超过食道下端贲门括约肌张力，可能导致胃肠胀气或其他副作用。若增加 EPAP，则需同步增加 IPAP，以保持通气压力的稳定。总之，要把握"从低到高、逐步调节，病人耐受"的原则。

（2）呼气相气道正压（EPAP）：是指切换进入呼气状态后，呼吸机在呼气相维持输送的低相压力，相当于有创呼吸机的 PEEP。其作用是具有抵消内源性 PEEP 的作用，减少患者做功，降低氧耗；肺泡复张、改善 V/Q 失调，减少分流，增加功能残气量，改善氧合的作用；减少回心血量，减轻心脏的前后负荷。EPAP 的调节原则：为了抵消内源性 PEEP，EPAP 常用范围在 $4\sim6cmH_2O$，一般不超 $8cmH_2O$；为了改善氧合，低氧血症患者可以达到 $4\sim12cmH_2O$，甚至更高；EPAP 越高，呼气时维持 EPAP 的流量越大，相对面罩和管路里的 CO_2 清除越干净，重复呼吸越少；一般 EPAP 达 $4\ cmH_2O$ 即可有效清除面罩和管路里的 CO_2。

（3）双水平无创呼吸机的正压支持（PS）：此值在无创呼吸机上不是直接设置，而是为吸气压（IPAP）和呼气压（EPAP）之差（即 PS＝IPAP－EPAP）。PS 值越大，潮气量越大，反之亦然，这是影响潮气量的最主要因素。PS 值影响潮气量，EPAP 主要影响氧合。如果是不同压力的双水平模式，一般要求 PS 值要 $\geq5cmH_2O$，如果是为更好改善二氧化碳潴留，一般建议 PS$\geq10cmH_2O$ 为佳。

（4）呼吸频率（f 或 RR）：在 T 模式下，呼吸机设定的呼吸频率就是患者的实际呼吸频率，一般设置为 $12\sim20$ 次/min。在 S/T 模式下，设定的呼吸频率为后备频率，一般设置 $10\sim20$ 次/min，也就是说，如果设置的呼吸周期内，病人有呼吸，则此设置值不起作用（或称为后备作用），如果设置的呼吸周期内，病人无呼吸或呼吸不能触发呼吸送气，则此设置值起作用。呼吸频率设置过低无法保证最低通气需求，设置过高可能会干预患者自主呼吸。

（5）吸气时间（Ti）：呼吸机设置的 Ti 是在 T 模式时控制病人的吸气时间，在 S 模式时不起作用，而是由病人的自主吸气时间决定。呼吸机的吸气时间一般设置为 0.8～1.2s，特殊情况下，根据病情需要而相应调整，如果是为了降低二氧化碳，设置的吸气时间就要短一点；如果是为了改善缺氧，那么就要设置长一点。吸气时间越长，压力平台维持时间也越长，充气时间越长，潮气量就越大，这是影响潮气量大小的第二重要因素。

（6）压力上升时间（rise time）：是指触发吸气后压力达到目标压力（即 IPAP）的速度，其目的是提高舒适度、减少呼吸做功。急性发作期（如 AECOPD）：快，压力上升时间一般设置 1 挡；稳定期、神经肌肉疾病、肥胖低通气：2～3 挡（或 0.05～0.3s）。上升太快，病人会感觉气流大；上升太慢，会增加病人吸气做功，使患者耐受性差（有 NIV 失败的危险）。

（7）压力延迟上升时间：与"压力上升时间"不同，"压力延迟上升时间"是通过逐渐增加设置间隔期间从辅助治疗到设置压力的吸气和呼气压力（IPAP 和 EPAP/CPAP），有助于患者适应通气。一般设置 5～30min，呼吸机逐渐增加至目标压力，有助于降低患者初始带机时的恐惧及不耐受状况，但不适合在严重呼吸困难或抢救患者时应用，抢救需关闭。

（8）吸氧浓度（FiO₂）：对于内置供氧模块的无创呼吸机，吸氧浓度可精确调控，调节范围 21%～100%，以维持氧饱和度＞90% 为目标，一般吸氧浓度＜50%，以防发生氧中毒。对于没有内置供氧模块的无创呼吸机，则需要将低压氧气（如制氧机、氧气瓶）外接在面罩、呼吸机管路或呼吸机送气出口，而此时实际的吸氧浓度则难以估算，以维持氧饱和度＞90% 的最低氧流量。

六、NIV 使用的步骤（见表 13.3）

表 13.3　NIV 的使用步骤

序号	操作步骤	要点与原则
1	评估病人状况	病人意识、呼吸、心率、血压、氧饱和度、血气分析
2	备齐用物携至病人床旁，核对病人	严格查对制度，杜绝发生差错
3	解释无创呼吸机的目的、注意事项	消除顾虑，取得合作
4	协助病人取舒适的体位，必要时协助排痰	保持呼吸道的通畅
5	连接氧源	
6	呼吸机湿化罐内注湿化液，安置湿化罐	湿化液为无菌蒸馏水
7	将鼻罩/面罩、头带及呼吸机管路与呼吸机连接备用	根据病人的面部情况，选择合适的鼻罩/面罩，呼吸机管道连接正确，无漏气现象

续表

序号	操作步骤	要点与原则
8	连接呼吸机电源，启动呼吸机并调节温度	
9	调整呼吸机各工作参数	根据病情选择合适的通气模式、IPAP、EP-AP、压力上升时间以及呼吸频率、吸气时间
10	按呼吸机暂停送气	避免在呼吸机送气过程中给病人戴面罩/鼻罩
11	固定面罩/鼻罩，指导病人有效的呼吸技巧	头带固定松紧度合适
12	观察病情，调整参数	根据病人病情和氧合情况逐渐调整呼吸机参数，保证病人舒适，提高病人依从性
13	整理床单位，收拾用物	协助病人卧位舒适，冬天注意保暖
14	洗手后，再次查对并做好签字与记录	
15	监测内容	病人意识、生命征、氧饱和度、血气分析以及人机协调性、潮气量、呼吸机的工作情况、不良反应等

七、NIV 使用过程中常见问题的原因及解决方法（见表 13.4）

表 13.4　NIV 使用过程中常见问题的原因及解决方法

常见问题	可能的原因	解决办法
漏气	鼻面罩型号不适合；固定带过松；管道接头脱落、集液瓶未拧紧	更换鼻面罩，有假牙者带上假牙；调整固定带；检查各管道；漏气量 7～25 L/min 较合适
鼻面部压伤	鼻面罩固定带过紧；长时间受压	以能放一横指为宜；垫鼻梁垫，间断放松鼻面罩，使用硅胶或气垫面罩；鼻面部贴水胶体敷贴以预防破皮
口鼻咽干燥	湿化不良；使用鼻罩又有经口漏气时	间断喝水，调节湿化器，避免张口呼吸
胃肠胀气	气道压力高，可能超过食道贲门的压力；张口呼吸，反复咽气	适当减小 IPAP；使用鼻罩，闭嘴呼吸，必要时行胃肠减压
人机对抗	患者紧张；模式不适合或参数设置不合理；漏气过大；机器故障	有效的心理护理；选择合理通气模式，正确设置参数；处理漏气；维修呼吸机
呼吸困难不改善或加重	精神紧张恐惧；EPAP 过高，影响血流动力学或支持压力不足；氧浓度过低；可能存在未发现的禁忌证；连接错误	辅导训练呼吸技巧，过度焦虑的病人，少量使用镇静剂；调节参数和氧浓度；排除禁忌证，如未经引流的气胸；检查所有连接
潮气量过小	自主呼吸努力不够，IPAP 与 EPAP 的压差（PS）不够；管道漏气	增加 PS 值；检查管道
CO_2 潴留改善不理想	PS 过低，潮气里过小；EPAP 过小；漏气率不够；分泌物过多；氧浓度过高；呼吸抑制	加大 PS；适当提高 EPAP 并保持足够的 PS；适当增大漏气量，打开鼻罩的所有开口或适当松动鼻置；吸痰；合理给氧；必要时加用呼吸兴奋剂

八、NIV 常见报警原因及处理 (见表 13.5)

表 13.5 NIV 常见报警原因及处理

报警信号	常见原因	处理方法
压力管脱落	压力管脱落或漏气	检查压力管
低氧流量报警	氧气供应压力不足	检查氧气供应
呼吸机故障报警	电源或系统故障，机器不能运行	立即将呼吸机与病人脱开，以别的方式保证通气；检查电源或请求维修呼吸机
高压报警	报警设定不适宜；病人在吸气时咳嗽；压力管堵塞或折叠	调整高压设定；观察咳嗽、咳痰情况
低压报警	连接脱落或大量漏气；报警设置不正确	检查呼吸机管路的密闭性；重新评估低压报警设置
低每分通气量	连接脱落或大量漏气；报警设置不正确	检查回路与连接；重新评估病人并调整报警设置

九、NIV 的撤机流程 (见图 13.10)

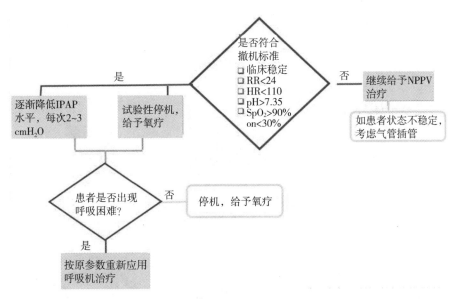

图 13.10 NIV 的撤机流程

第十四章　机械通气的临床应用

　　机械通气又称为正压通气。在吸气触发后，预先混合的气体（氧气和其他气体）被压入中央气道，随后流入肺泡。随着肺充气，肺泡内压力上升。终止信号最终使呼吸机停止将气体压入中央气道，中央气道压力下降。随后，气流会从压力较高的肺泡流入压力较低的中央气道中，从而被动发生呼气。呼吸机的构造及常用呼吸机见下图 14.1。

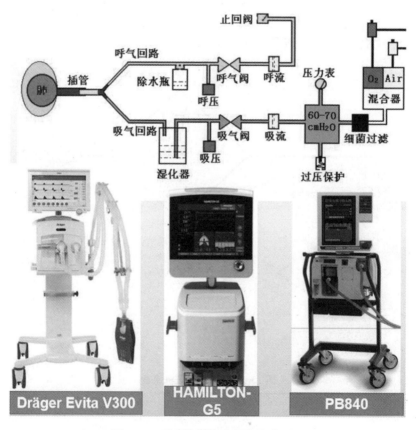

图 14.1　呼吸机的构造及常用呼吸机

一、机械通气的目的和适应证

机械通气的主要作用是改善气体交换和减少呼吸做功：通过改善通气/血流灌注的匹配情况来改善气体交换；呼吸做功会因为肺呼吸力学的改变（如气道阻力增加、顺应性下降）或呼吸需求的增加（如代谢性酸中毒）而增加，机体为了维持这种呼吸功增加所做的努力可导致呼吸肌疲劳和呼吸衰竭，机械通气可以承担部分或全部增加的呼吸功，使呼吸肌从疲劳中恢复。因此，机械通气的目的包括：保护气道；改善肺部气体交换（即逆转低氧血症或急性呼吸性酸中毒）；缓解呼吸窘迫（即减少氧消耗或呼吸肌疲劳）；允许适当的镇静和神经肌肉阻滞。

适应证：

1. 危及生命的呼吸衰竭

若患者有迫切危及生命的呼吸衰竭的特征，应考虑立即行气管插管和机械通气。比如不适合应用 NIV 的重度呼吸窘迫患者，以及出现濒死呼吸、心肺骤停、严重器官衰竭或伴发重度血流动力学不稳定的患者。

2. 无创通气失败

如果具有以下特征的患者：GCS 评分<11 分，APACHE Ⅱ 评分≥29 分，呼吸频率≥30 次/min，以及 pH<7.25。行 NIV2h 后 pH<7.25，则进一步增加了需要插管的可能性（从 70% 增加至 90%）。

3. 动脉血气异常

经吸氧但低氧血症仍未纠正；严重呼吸性酸中毒；对治疗和/或 NIV 无反应。

当出现致命性通气和氧合障碍时，机械通气没有绝对禁忌证。

二、机械通气的操作程序

1. 管道的连接

管道 5 根（吸气回路 3 根、呼气回路 2 根）、积水杯 2 个（吸气回路、呼气回路各 1 个）、湿化罐 1 个（吸气回路）、Y 型接头 1 个（连接呼吸回路）、软管 1 根（连接 Y 型接头和气管导管）。

2. 人工气道的选择

（1）经口插管。优点：①易插入，适用于心肺骤停和昏迷病人的急救；②管腔大，便于吸痰，气道阻力小。缺点：①容易移位、脱出；②不易耐受，不宜长时间使用，3～7d；③引起口腔出血；④不便于口腔护理。

（2）经鼻插管。优点：①清醒状态下插管易于接受；②留置时间长，一般 7～14d，最长 2 个月；③易于固定，便于口腔护理；缺点：①管腔小，吸痰不便；②不易插入，不利急救；③易发生鼻出血、鼻骨骨折；④可并发鼻窦炎、中耳炎等。

（3）气管切开。对于在插管后 1～3 周内不能撤除机械通气的患者，经常考虑进行气管切开。气管切开后，呼吸功、气道阻力、吸气峰压、内源性 PEEP 等都下降，浅快呼吸指数等标准撤机参数会得到改善，呼吸机的同步和触发可能增强，改善分泌物的清除及患者的舒适度，这些有助于患者撤机。

3. 操作流程

①了解病人的病情、适应证、禁忌证→②呼吸机的选择及管路连接，测试呼吸机，确保呼吸机无故障→③建立人工气道→④设置模式、参数及报警→⑤连接病人→⑥镇静、镇痛→⑦严密监测、预防并发症，床头抬高 30°～45°，气囊压 25～30cmH$_2$O→⑧报警的处理→⑨机械通气的撤离→⑩拔管。

三、机械通气的模式

第 1 类全部都是辅助/控制通气

机制为患者或时间触发、容量控制/压力控制、时间转换。与完全控制通气的唯一区别为可以允许由病人来决定吸气触发/（也就是什么时候送气可以由患者决定）。主要用于无自主呼吸或自主呼吸微弱的患者。

1. 患者或时间触发

患者有自主呼吸时可以由患者触发呼吸机送气，若患者没有触发呼吸机，则按预设频率，例如频率为 12，也就是 5s 送 1 次气。

2. 容量控制/压力控制

预设目标为潮气量则是 V－A/C；预设目标为压力则是 P－A/C。

3. 时间转换

吸气时间固定，吸气时间结束即转换为呼气。

第 2 类是同步间歇指令通气

SIMV（严格意义上讲 SIMV＋PSV）指呼吸机按预设呼吸周期和 RR 送气，每次吸气过程的 Vt/PC、Ti 恒定，2 次控制通气之间是自主呼吸。SIMV 可作为机械通气的过渡模式。理论上 SIMV 既可以改善气体交换，缓解呼吸肌疲劳，又能锻炼自主呼吸，故既可用于各种呼吸衰竭的治疗，也有助于撤机。但事实上并非如此，临床中 SIMV 应用不当导致的问题非常之多。因此个人建议：若要使用 SIMV，建议使用 P－SIMV。

1. 患者触发/时间触发

首先引入一个触发窗的概念：频率一旦设定后，触发窗规律分布于时间轴，理论上分布于每个呼吸周期的后 25%（不同呼吸机设定不一样，有些 50%、90%）。触发窗的引入部分解决了控制通气与自主呼吸之间的不协调。一般来说患者若在触发窗内触发则是 A（辅助通气），在触发窗外触发则是 S（自主呼吸），若无自主触发则是 C（控制通气）。

2. 容量或压力控制/压力限制

A 或 C 通气则按预设目标潮气量/压力，为容量控制或压力控制。S 通气预设目标为支持压力，为压力限制。

3. 时间转换/自主转换

A 或 C 通气为时间转换，吸气时间固定，吸气时间结束即转换为呼气。S 通气为自主转换，吸气时间由患者决定。

第 3 类全部都是自主呼吸模式

PSV（pressure support ventilation）是一种部分通气支持方式，由患者自主吸气触发呼吸机送气、维持通气压力和决定呼吸气转换。机制为自主触发、压力限制、自主转换。一般 PSV 主要用于有一定呼吸能力、通气阻力不大的呼吸衰竭患者。

1. 自主触发

必须由患者触发，呼吸机才送气。

2. 压力限制

预设目标为支持压力，为压力限制。

3. 自主转换

ETS%决定患者呼吸气转换，25%即流量下降至峰流量的 25%就转换为呼气，为自主转换，吸气时间由患者决定。

第 4 类全部都是双重控制模式

双重控制模式是同时保留定压型和定容型模式优势的模式，它让呼吸机建立自动反馈功能，在患者的气道阻力和呼吸用力不断变化的情况下，对呼吸机的通气压力不断调整来达到预设的目标潮气量，从而使呼吸机的通气支持水平能适应患者的呼吸功能和通气需要。双重控制模式在临床中也越来越受到医务人员的喜爱。现代呼吸机大多具备这一功能，有些呼吸机是直接设定双重控制模式，如 PRVCV（pressure regulated volume control ventilation，压力调节容量控制通气）、APVcmv（adaptive pressure ventilation＋CMV，适应性 P‐CMV）等；而有些呼吸机是 V‐AC 或 V‐SIMV 模式下的一种高级功能设置，如 auto flow、Vsync 等。但无论是哪一种，在临床中的应用都能达到类似的效果。

1. 患者或时间触发

患者有自主呼吸时可以由患者触发呼吸机送气，若患者没有触发呼吸机则按预设频率。

2. 压力控制

呼吸机的通气压力不断调整来达到预设的目标潮气量。

3. 时间转换

吸气时间固定，吸气时间结束即转换为呼气。

四、机械通气参数的设置

1. 触发灵敏度（trigger）

决定人机同步性的基础，也是最为关键的参数。现代的呼吸机不管哪种模式几乎都有同步功能，呼吸机送气要靠患者触发，不敏感或无反应的触发系统可显著增加患者的吸气负荷，消耗额外的呼吸功。吸气灵敏度应设置最灵敏同时又不至于引起误触发。一般压力触发设置 $-0.5 \sim -3$ cmH$_2$O，流量触发设置为 $1 \sim 3$ L/min。临床上常用流量触发，因其相较于压力触发吸气功耗更小，同理所以在心肺复苏时我们选择压力触发并设置最不敏感状态，以减少因胸外按压引起的误触发。

2. 呼吸频率（RR）

设置呼吸频率因病而异，正常呼吸力学患者一般 $10 \sim 14$ 次/min，限制性肺疾病者 $15 \sim 25$ 次/min，而阻塞性肺疾病者常设置为 $12 \sim 18$ 次/min。在 A/C 模式中预设的 RR 是备用 RR，当患者无触发时监测频率为预设频率，当患者存在触发时实际监测到的 RR 是由患者或呼吸机共同触发引起的，此时监测到的 RR 一般 $\geq$ 预设 RR。呼吸频率设置过快可能会出现呼吸性碱中毒、内源性 PEEP、气压伤等并发症；而呼吸频率设置过低则会出现低通气、低氧血症及增加呼吸功等。

3. 潮气量（VT）

潮气量的设置用于定容型通气模式中，能保证足够的通气。设置水平应针对不同疾病而异，限制性肺疾病一般 $4 \sim 8$ ml/kg，阻塞性肺疾病一般 $8 \sim 10$ ml/kg，而正常呼吸力学患者可设置在 $10 \sim 12$ ml/kg 之间，注意不是按照实际体重，而是按照理想体重计算，女性=45.5+0.91×（身高−152.4），男性=50+0.91×（身高 − 152.4），身高的单位为 cm。潮气量的总体原则需要根据患者的呼吸力学、疾病特点、血气结果等个体化进行调节。潮气量设置过大可导致气道压升高和肺泡过度扩张，保持使平台压小于 $30cmH_2O$，峰压小于 $40cmH_2O$；而设置过小则会导致通气不足。

4. 压力（PC/PS）

常用于定压型通气模式，设置的目标为保证有效的通气及氧和。常用 $10\sim25cmH_2O$。

5. 吸气流速（flow）

一般只有定容型通气模式才需要和可以设置吸气流速，成人一般设置为 $40\sim100L/min$。吸气流速取决于潮气量，如公式：潮气量＝流量×吸气时间（方波下），根据以上公式在定容模式通气时潮气量是预设的，那么我们设置吸气流量越大，则吸气时间就会缩短；反之，如果流量越小则吸气时间就会越长。设置高流量可以减少吸气功，患者感觉舒适，同时还减少内源性 PEEP，但会增加吸气峰压。设置低流量可以降低吸气峰压，减少气压伤的风险，但会产生人机对抗（流量饥渴）或因减少呼气时间而产生内源性 PEEP。

6. 流速波形

定压模式时不需要额外设置流速波形，因为压控下流速波形表现为递减波；在定容型模式中需要选择流速波型，一般选用递减波，因其相对气道峰压更低、气体分布更佳、跨肺压和切变力减少、氧合改善更明显。但在行呼吸力学监测时需选用方波。

7. 吸气时间（I∶E）

吸气时间包括送气时间和屏气时间，一般吸气时间设置为 $0.8\sim1.2s$，屏气时间一般不超过吸气时间的 15％。延长吸气时间可增加平均气道压、改善氧合、反比通气，但会产生内源性 PEEP，而缩短吸气时间可延长呼气时间，但可能会产生通气不足。关于吸呼比（I∶E），这里有个"陷井"大家需要注意。很多机械通气书籍上会提道："设置正常的吸呼比为 1∶2"，而这往往会误导临床医护人员。参数设置看上去没有问题，而实际监测到的呼吸比大相径庭。例如 A/C 模式，患者无自主呼吸，参数设置：RR 10 次/min，吸呼比 1∶2。病人的呼吸周期是 6s，吸气时间是 2s，呼气时间是 4s；如果患者有自主呼吸达到 20 次/min 时，呼吸周期为 3s，而依然是 2s 的吸气时间，此时呼气时间会缩短到 1s，实际的呼吸比是 2∶1，是严重的反比通气。因此我们对于 I∶E 的设置更应该是看成对吸气时间的设置，我们更需要关注的是实际的呼吸比。

8. 压力上升时间

一般只见于定压型通气，指气道压力从基础水平升到设置水平的时间，一般设置为 50～300ms 之间。可调节吸气初期峰流速的大小，改善人机协调性，满足患者吸气初期流速需求。

9. 呼吸气切换

在应用 PSV 模式时需要设置呼气触发敏感度（ETS）来决定患者的吸气时间，一般为 25% 左右。ARDS 患者可适当下调来延长吸气时间改善氧合，COPD 患者可适当上调来缩短吸气时间延长呼气时间。

10. 呼气末正压（PEEP）

适当的 PEEP 可增加功能残气量，复张肺泡；改善通气血流比；增加肺顺应性；减少呼吸机相关肺损伤。但是设置不当会影响血流动力学、减少回心血量；减少重要器官的血流灌注；增加静脉压和颅内压等不良反应。一般不同疾病设置的目标不一样，如 COPD 一般设置为 50%～80% PEEP 来对抗内源性 PEEP 改善呼吸功，ARDS 患者一般需用较高水平的 PEEP（10～20 cmH$_2$O）来复张肺泡改善氧合。

11. 吸氧浓度（FiO$_2$）

机械通气初期阶段可给高 FiO$_2$ 以迅速纠正严重缺氧，使 PaO$_2$ 达 60～100mmHg；以后酌情降低至 0.6 以下并设法维持 SaO$_2$ 在 90%～95% 之间。对于大多数人来说，如果 FiO$_2$ 为 100%，持续给氧时间不超过 24h；FiO$_2$ > 0.6 时，持续给氧时间不超过 48h，一般是安全的。

五、呼吸机相关性肺损伤和通气策略

肺损伤可能是机械通气的不良后果，这种损伤称为呼吸机相关肺损伤（ventilator-associated lung injury，VALI），包括气压伤、容积伤、萎陷伤和生物伤。气压伤则是一种由跨肺压升高导致肺泡破裂引起，跨肺压＝肺泡压（平台压）－胸腔内压（食道压）；容积伤是过高的吸气末肺容积对肺泡上皮和血管内皮的损伤，表现为气压伤和肺水肿；萎陷伤是肺泡周期性开放和塌陷产生的剪切力引起的；生物伤是以上机械性损伤及生物因素使肺泡上皮和血管内皮的损伤，激活炎症反应，见图 14.2。

哮喘、COPD、慢性 ILD 和 ARDS 均已被识别为气压伤的独立危险因素。风险的增加很可能与肺泡压增加有关，伴动态性肺过度充气（dynamic hyper inflation，DHI，如 COPD 或哮喘急性发作）或肺顺应性低（终末期肺纤维化、严重 ARDS）的患者风险似乎最高。虽然尚无哪种策略可预防气压伤，但我们通常采取肺保护性通气方法，即限制平台压（Pplat）小于等于 30cmH₂O 和使用低潮气量通气（6～8mL/kg）。其他预防原则包括：避免过度通气、采取措施避免或治疗 DHI（内源性 PEEP），以及谨慎使用高水平 PEEP。

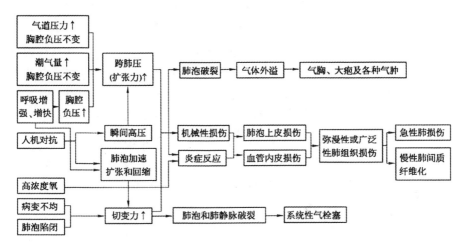

图 14.2　呼吸机相关性肺损伤发病机制示意图

1. 低平台压

维持 Pplat 小于等于 30cmH₂O（同时应用低潮气量通气）可改善死亡率，虽然这一策略尚未显示可降低气压伤发生率（约 10%）。相反，Pplat 大于 35cmH₂O 患者的肺气压伤发生率明显增加，应尽可能避免。

2. 小潮气量通气

为"肺保护性通气"，原理是较小潮气量不太可能使肺泡过度膨胀，而肺泡过度膨胀是呼吸机相关性肺损伤的主要原因之一。虽然小潮气量可出现高碳酸血症，但允许动脉血二氧化碳分压适度升高（PaCO₂ 小于 80～100mmHg），同时 pH＞7.20 是可接受的。一般来说，我们对高风险患者使用 6mL/kg 的潮气量，尤其是 ARDS 患者，还包括 COPD、哮喘和慢性 ILD 患者。

3. 避免或处理动态性肺过度充气

DHI 的特征是内源性 PEEP 水平升高，由于在下一次呼吸开始前肺不能完全排出气体，每一次呼吸气体在肺内蓄积，从而肺进行性（动态性的）过度充气。当呼气末流量回不到 0，气流受限，听诊呼气末有哮鸣音提示存在内源性 PEEP 的可能。常用呼气末阻断法测定内源性 PEEP，用 80% 外源性 PEEP 来对抗内源性 PEEP，减少呼吸功和改善与呼吸机的同步性。DHI 的预防和处理主要通过以下方法来实现：降低呼吸频率和/或潮气量缩短吸气时间（同时可延长呼气时间）；同时处理潜在的气流受阻。

4. 肺复张手法（recruitment maneuver，RM）

指在有创正压通气过程中，通过短暂给予明显高于常规的气道及肺泡内正压，以增加跨肺压、复张萎陷肺泡的一类操作方法。适合中重度 ARDS，不适合血流动力学不稳定，需用大剂量血管活性药物维持血压；存在气压伤及其高危因素，如肺内结构破坏明显、呛咳反射明显等。常有 3 种方法：控制性肺膨胀法（SI）：选择 CPAP 模式（可用 Spont 模式代替），调整 PEEP 到 30～50cmH_2O，维持20～40s。压力控制法（PCV）：选择 PCV 模式，将控制压力调整至 15～20cmH_2O，将 PEEP 调整至 25～30cmH_2O，使峰压达 40～45cmH_2O，维持 2min。PEEP 递增法：选取 PCV 模式，保持控制压力为 10～15cmH_2O，在原有 PEEP 水平上每30～60s 增加 5cmH_2O，直到峰压达40～45cmH_2O，再逐渐下调 PEEP。

5. 合理应用 PEEP

我们通常避免初期应用高水平 PEEP，并用 FiO_2－PEEP 关联表选择 PEEP（表 14.1），根据患者的目标动脉血氧分压（55～80 mmHg）或氧饱和度（88%～95%）来选择吸入氧浓度和 PEEP 水平。此外还有 PEEP 滴定的其他方法，例如 PV 曲线法、食管测压法等。高水平 PEEP 策略的应用通常仅在中至重度 ARDS 患者中有必要。

表 14.1　FiO_2－PEEP 关联表

FiO_2	0.3	0.4	0.4	0.5	0.5	0.6	0.7	0.7	0.7	0.8	0.9	0.9	0.9	1.0
PEEP（cmH_2O）	5	5	8	8	10	10	10	12	14	14	14	16	18	20

注：FiO_2：吸入氧浓度；PEEP：呼气末正压；1 cmH_2O＝0.098 kPa

6. 肺开放性通气

是一种联合策略，其结合了小潮气量通气与肺复张操作和后续滴定外源性 PEEP 以最大程度复张肺泡。小潮气量通气和平台压设限旨在减轻肺泡的过度膨胀，而外源性 PEEP 是为了尽量减轻周期性肺不张。两者的共同作用预期可降低呼吸机相关性肺损伤的风险。

7. 其他策略

镇静和肌松：早期研究显示肌松剂可能有益，但之后发表的数据发现对 ARDS 患者常规使用肌松剂并无益处。但在特定情况下，镇静未必能纠正致使患者容易出现 VALI 的状况（如呼吸叠加），此时可能需要使用这些药物。

六、呼吸机的监测

吸机监测主要监测预设指标的精确度、因变量的变化和呼吸力学的变化。主要包括直接监测各种压力、潮气量、呼吸频率、吸气时间、吸呼比及间接监测呼吸力学的变化，如气道阻力、顺应性、内源性 PEEP。

1. 压力监测

直接监测指标：① 峰压（Ppeak），指压力传感器显示的气道内的最大压力。临床中一般限制峰压不超过 $40\sim45$ cmH$_2$O，避免发生气压伤。② 平均气道压（Pmean），是整个通气周期的平均气道压力，受气道峰压、通气时间、PEEP、吸气流量、压力波形、呼吸回路阻力、呼吸系统的顺应性等影响。主要用于反应机械通气对循环功能的影响。通常认为 Pmean 在 7 cmH$_2$O 以上即可引起血流动力学变化。③ 呼气末气道正压（PEEP），指呼气末显示的气道压力。

间接监测指标：① 平台压（Pplat），指吸气末屏气，气流消失时，压力传感器显示的压力，反应吸气末最大肺泡压。临床中一般限制平台压不超过 $30\sim35$ cmH$_2$O，避免发生气压伤。② 内源性 PEEP（PEEPi），指 PEEP 为 0 时，呼气末屏气后显示的气道压力，反应呼气末肺泡内压。

2. 容积监测

潮气量（VT）：是指呼吸机监测的 VT 大小。在容控模式下，送入 VT 是预设值；在压控模式下，吸入 VT 是不断变化的，跟患者吸气阻力、气道阻力、胸肺顺应性及预设压力大小等因素是相关的。监测 VT 一般有吸气 VT 和呼气 VT。一般情况下两者是不等的，一般实际呼气 VT 常大于吸气 VT。但是临床中经常会看到呼气 VT 明显低于预设潮气量或吸气潮气量，大多跟回路或气囊处漏气相关。

呼吸频率（RR）：一般分为机控频率、自主呼吸频率、总呼吸频率。一般呼吸机监测的为总呼吸频率，是指每分钟呼吸机按呼吸机指令送气的次数和自主呼吸完成的呼吸次数之和。

吸气时间和吸呼比（Ti 和 I：E）：当患者无自主触发时，完全机控呼吸时，监测的 Ti 和 I：E 与预设值一样。当患者存在自主触发时，实际的监测值（特别是 I：E），不是预设值，应符合患者的呼吸生理需求。如果不符合要求是导致输出 VT 不足、人机对抗、呼吸机相关性肺损伤、呼吸机相关性肺炎的常见原因。

3. 呼吸力学监测

为间接监测指标，主要包括气道阻力、顺应性、内源性 PEEPi 的监测。

顺应性（compliance）：指单位压力改变所引起的肺容积的变化。机械通气过程中测得的顺应性为呼吸系统总顺应性 Crs，但绝大多数情况下，患者胸廓顺应性比较固定，故可用测得的 Crs 变化反应肺顺应性变化。我们平时临床中通过呼吸力学监测测得的为静态顺应性。$C = \Delta v/\Delta P$，正常值为 $100\ ml/cmH_2O$。影响肺顺应性降低的原因有：①肺水肿、实变、纤维化、肺不张；②气胸、胸腔积液；③脊柱侧弯或其他胸壁畸形；④肥胖腹胀；⑤动态肺充气。

气道阻力：对于机械通气的病人，气道阻力包括人体气道＋人工气道。具有流速依赖性和容积依赖性。正常值为 $1\sim3\ cmH_2O/(L\cdot s)$。影响气道阻力增加的原因有：①管腔狭窄、扭曲、痰痂形成；②气道痉挛、分泌物增加。

内源性 PEEP（PEEPi）：由于各种原因，在呼气时间内肺内气体呼出不完全，导致气体陷闭，动态过度充气和气体陷闭是 PEEPi 产生的重要基础。PEEPi 的影响有：①胸膜腔压增高，影响血流动力学，使静脉回心血量降低，容易造成低血压和肺气压伤；②增加呼吸功，导致呼吸窘迫，患者在触发机械通气时必须先克服 PEEPi 后才能产生吸气负压；③破坏人机协调性，干扰呼吸机触发，影响血流动力学及呼吸系统力学监测。

4. 呼吸机峰压报警的处理流程（图 14.3）

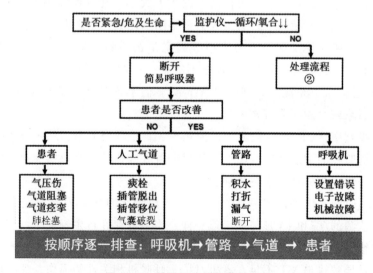

图 14.3 呼吸机峰压报警的处理

七、防治并发症 （见表 14.2）

表 14.2 机械通气常见的并发症及预防和处理

并发症	预防及处理
呼吸机相关肺损伤	平台压≤30cmH₂O，吸气跨肺压≤25cmH₂O，呼气跨肺压 0～10cmH₂O
呼吸机相关肺炎	床头摇高 30°～45°，实施每日唤醒，实施声门下吸引，及时更换污染及破损管路，每 7d 更换湿化罐，维持气囊压 25～30cmH₂O，医务人员手消毒，病原菌监测及合理使用抗生素，消化道选择性去污染，避免误吸，尽早撤机
氧中毒	维持指脉氧 90%～95%
呼吸机相关的膈肌功能不全	尽可能保留自主呼吸，加强呼吸肌锻炼，加强营养支持
低血压与休克	快速补液或调整通气模式降低胸腔内压
消化功能不全	对症处理
精神障碍	做耐心细致的说明工作，必要时，可应用镇静剂和抗焦虑药物

八、呼吸机的撤离

撤机是一个缓慢、逐渐地降低呼吸支持的过程，20%～30% 的患者出现撤机困难，有的患者甚至出现严重的呼吸机依赖。机械通气的撤离是个完整的过程，占 MV 总时间的 40%，在某些特殊疾病状态下（如慢阻肺患者）撤机时间可占总通气时间的 60% 左右。对于接受机械通气的患者，若满足下列 9 条标准，则具备撤机条件：①引起呼吸衰竭的原发疾病得到控制；②氧合状况良好（$PaO_2/FiO_2 \geqslant 150～200$ mmHg，$PEEP \leqslant 5～8$ cmH₂O）；③血流动力学状态稳定（参考指标：$HR \leqslant 140$ 次/min，90 mmHg$<SBP<$160 mmHg，未用血管活性药物或小剂量应用）；④ 较强的自主呼吸能力、咳嗽能力；⑤ 无高热（参考指标：$T<38℃$）；⑥无明显呼吸性酸中毒；⑦血红蛋白水平不低于 8～10 g/dL；⑧ 精神状况良好；⑨代谢状态稳定（无明显的电解质紊乱，血糖水平正常）。当然，撤机指征只是量化指标，在临床中，尽管有些患者不完全满足上述条件，我们也应综合考虑是否能进行撤机试验。

撤机试验 SBT 是临床中最常用的撤机试验。SBT 是指运用 T 管或低水平支持的自主呼吸模式于接受有创机械通气的病人，通过短时间（30～120 min）的动态观察，以评价患者完全耐受自主呼吸的能力，借此达到预测撤机成功可能性的目的。临床中常见的 SBT 实施方法有：T 管试验、低水平

(5～8 cmH₂O) PSV 法、低水平（5 cmH₂O）CPAP 法、SIMV 通气模式撤机。低水平 PSV 法和低水平 CPAP 法都属于带机撤机试验方式。带机方式操作简单，无须断开呼吸机，直接调节参数和模式即可，且能以较快的速度返回试验前模式，安全性较 T 管高。带机 SBT 试验是我们临床中最常用的撤机方法。衡量撤机失败是拔除气管插管 48 h 内是否需要再次气管插管。SBT 结果能准确反映自主呼吸能力，为能否拔管提供参考，同时指导拔管后的呼吸支持方式选择。

患者成功耐受 SBT 后，表明患者具备了撤离呼吸机及恢复自主呼吸的能力，可考虑拔除人工气道，但拔管前应对患者做进一步的评估，包括气道保护能力和气道通畅性的评价。气道保护能力包括吞咽能力、咳嗽咳痰能力。气道通畅性的评价我们需要谨防上气道阻塞。上气道阻塞是指因气管插管或拔管过程中操作不当、气道导管管径过大、气囊压力过大等因素导致喉头及喉头下部大气道损伤、水肿及肉芽肿形成。为避免拔管后产生气道梗阻，需要在拔管前进行气囊漏气试验测。具体操作：充分清除口腔内、气囊上和气管插管内的分泌物，选用容量控制的 A/C 模式（VT 10 ml/kg，PEEP 0mmHg），监测吸入和呼出潮气量，保证两者大致相同，将监测波形更换为容量－时间曲线，完全排空气囊，呼吸形式稳定下，记录连续 5～6次呼出潮气量的大小，取其中最小 3 个数的平均值。绝对漏气量＝VTI－VTE，相对漏气量＝(VTI－VTE)/VTI，阳性标准：绝对潮气量＜110ml，相对潮气量＜15％。气囊漏气试验主要是比较排空气管插管气囊前后潮气量的变化，来协助评估插管患者拔管后，是否有上呼吸道阻塞的问题，进而降低重新插管的危险。

第十五章　经鼻高流量湿化氧疗的应用策略

临床上通常使用低流量系统（如鼻导管或面罩）或高流量系统（如文丘里面罩、非再呼吸面罩）来给患者输送氧气。这些传统系统并不能提供可靠的吸入氧分数（fraction of inspired oxygen，FiO_2），且因为吸入气体未充分加温和湿化，一般很难长时间耐受。近年来，随着一种新型的氧疗方式经鼻高流量湿化氧疗（high-flow nasal cannula oxygen therapy，HFNC）的出现，通过高流量鼻塞持续为患者提供可以调控并相对恒定的吸氧浓度（21%～100%）、温度（31～37℃）和湿度的高流量（5～60L/min）吸入气体的治疗方式；该治疗设备主要包括空氧混合装置、湿化治疗仪、高流量鼻塞以及连接呼吸管路。从 2014 年开始，经鼻高流量湿化氧疗在中国大陆开始广泛应用，短短 5 年不到，HFNC 的临床疗效得到临床医生的广泛认可。

一、HFNC 设备结构特点及作用原理（如图 15.1 所示）

按其结构特点，HFNC 可分为 3 大组成部分：

（1）气体的空氧混合部分：其作用是将空气和氧气按预设氧浓度在涡轮前进行混合。氧浓度调控有 2 种方法：一种是通过浮标式氧气流量计调节氧气流量实现对氧浓度的控制，该方法无法预设氧浓度，只能通过调节氧气流量产生实际的吸入氧浓度；一种是微型比例阀和超声氧浓度传感器实现对氧浓度的控制，可以预设吸入氧浓度。

（2）气体的加温湿化部分：其作用是将空氧混合后的气体进行加温湿化。

（3）气体的输送部分：其作用是保证已完成加温湿化的空氧混合气体以恒温恒湿恒流速的方式输送至患者端。高流量湿化氧疗仪与患者连接部分分为储氧式鼻塞，储氧式鼻塞的尖端呈斜面型的出口，质地柔软，用一个具有弹性可调节的过耳头带固定于患者面部，连接方式除了鼻塞外，还可以有气切接头、吸氧面罩等。

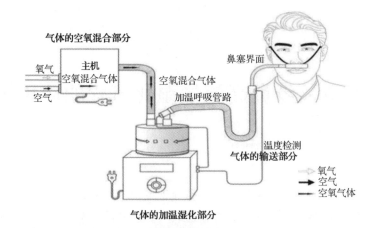

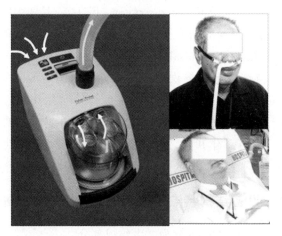

图 15.1　HFNC 设备的结构

二、生理学机制

（1）高流量气体冲刷上气道，降低解剖学无效腔，减少二氧化碳潴留。

（2）高流量气体产生持续气道正压 CPAP 效应，减少呼吸做功，增加肺容量，缓解呼吸困难。

（3）输送氧浓度可控的高流量的气体，提高血氧饱和度。

（4）精确气道加温加湿，提供最佳湿度，改善黏液纤毛清理功能，有助于气道分泌物的分泌和清除，减少气道阻力，减轻肺部感染。

（5）方便舒适的病人依从性，提高病人和医护人员的接受度。

HFNC 与 NPPV 虽然在装置和机理上有相似之处，但它们的目标和定位不同，凡事有优点也有局限性，看看两者的异同点（表 15.1）：

表 15.1　HFNC 与 NPPV 的比较

	经鼻高流量湿化氧疗（HFNC）	无创正压通气（NPPV）
连接方式	主要通过鼻塞进行氧疗	主要通过口鼻面罩、鼻罩、全脸罩等进行治疗
压力支持	通过高流量气体提供不稳定的道正压，辅助通气效果有限	可以设置不同水平的通气支持和模式，如 BiPAP、PCV、CPAP 等，预设压力相对稳定
漏气	允许一定量漏气，漏气较多会影响治疗允许效果	允许一定量漏气，漏气较多会严重影响人机同步
人机配合	基本不需要人机配合，不需要呼吸切换	需要人机配合，重症患者对呼吸机的要求很高，呼吸之间人机同步直接决定治疗成败
舒适度	舒适感较好	舒适感较差，有幽闭感
气道保护	有利于患者咳痰和气道保护	重症患者要注意气道保护和湿化问题
治疗目标	主要关注于恒温恒湿和提供相对精确吸入氧浓度的氧疗	主要关注于改善患者通气与换气功能，解决低氧和高碳酸血症，缓解呼吸肌疲劳
适应患者	主要适用于轻中度Ⅰ型呼吸衰竭患者，对Ⅱ型呼吸衰竭患者应用一定要慎重	可以广泛应用于Ⅱ型和Ⅰ型急慢性呼吸衰竭患者

三、适应证和禁忌证

适应证：

1. 轻至中度Ⅰ型呼吸衰竭（100mmHg≤PaO_2＞/FiO_2＜300mmHg）

2. 轻度呼吸窘迫（呼吸频率＞24 次/min）

3. 轻度通气功能障碍（pH≥7.3）

4. 对传统氧疗或无创正压通气不耐受或有禁忌证者

相对禁忌证：

1. 重度Ⅰ型呼吸衰竭（PaO_2/FiO_2＜100mmHg）

2. 通气功能障碍（pH＜7.30）

3. 矛盾呼吸

4. 气道保护能力差，有误吸高危风险

5. 血流动力学不稳定，需要应用血管活性药物

6. 面部或上呼吸道手术不能佩戴 HFNC 者

7. 鼻腔严重堵塞

8. HFNC 不耐受

绝对禁忌证：

1. 心跳呼吸骤停，需紧急气管插管有创机械通气

2. 自主呼吸微弱、昏迷

3. 极重度Ⅰ型呼吸衰竭（PaO_2/FiO_2＜60mmHg）

4. 通气功能障碍（pH＜7.25）

四、临床实际应用

HFNC 氧疗的应用越来越广泛，尽管 HFNC 可用于无监测的病房，但我们认为最好用于有监测的环境，例如 ICU、监护病房或急诊室。对此，我们的理由是：需要 HFNC 的患者存在较高的机械通气风险，因此一般需要密切监测。然而，一旦患者病情改善，对氧的需求逐渐降低（例如流量为 50L/min，FiO_2 为 60%），可降低 HFNC 的监测需求。氧气从供氧源输出，在被加温和湿化以后，经过大口径鼻导管输送给患者；此鼻导管通常是一种比低流量系统的吸氧管更软、更易弯曲的塑料管。把鼻导管紧紧卡入鼻孔内，并用头带固定。

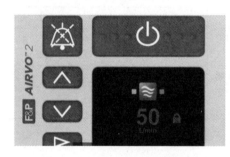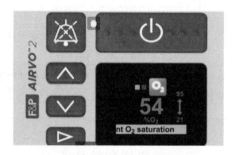

图 15.2　HFNC 设置的参数

只需要设置 2 个参数：流量、FiO_2，如图 15.2 所示，我们倾向于先设置流量，通常为 20～35L/min（范围为 5～60L/min），然后再设置 FiO_2（范围为 21%～100%）以实现目标外周血氧饱和度。如果呼吸频率没有改善、氧合指数没有充分改善或呼吸仍费力，随后可按每次 5～10L/min 增加流量。增加流量和 FiO_2 都可改善外周血氧饱和度；我们倾向于先把流量调至最大，以便使 $FiO_2 \leqslant 60\%$；但有时必须增加 FiO_2 才能充分改善氧合。HFNC 一般耐受良好，并且可以应用较长时间（例如数天）。一旦患者的流量 $\leqslant 20$L/min 且 $FiO_2 \leqslant 50\%$，可切换为低流量的传统鼻导管。在大多数情况下，HFNC 患者做雾化是使用口含雾化器，即雾化药物不通过 HFNC 装置。但是，关于 HFNC 患者中气雾剂输送效果的研究极少，在高流量时无法保证雾化给药效果良好。

五、HFNC 临床应用的流程图（图 15.3）

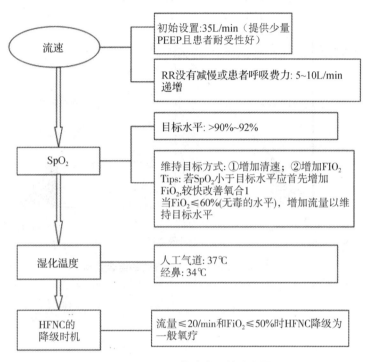

图 15.3　HFNC 临床应用的流程图

六、临床上的治疗策略

1. Ⅰ型呼吸衰竭

气体流量（flow）初始设置为 $30\sim40L/min$；根据患者脉氧饱和度（SpO2）滴定 FiO_2 维持 SpO_2 在 92％～96％之间，结合血气分析动态调整；若没有达到氧合目标，可以逐渐增加吸气流量和提高吸入氧浓度最高至 100％，提高气体流量；温度为 $31\sim37℃$；观察患者舒适性及耐受度，并且依据患者痰液黏稠度及需求湿度结合患者使用体验适当调节。

2. Ⅱ型呼吸衰竭

气体流量（flow）初始设置为 $20\sim30L/min$，根据患者耐受性、依从性调节，如患者二氧化碳潴留明显，流量设置可考虑在 $45\sim55L/min$ 甚至更高，达到患者能耐受的最大流量；根据患者脉氧饱和度（SpO2）滴定吸氧浓度（FiO2）维持 SpO_2 在 88％～92％之间，结合血气分析动态调整；温度为 $31\sim37℃$；观察患者舒适性及耐受度，并且依据患者痰液黏稠度及需求湿度结合患者使用体验适当调节。

3. 与有创、无创、传统氧疗的治疗组合（如图 15.4 所示）

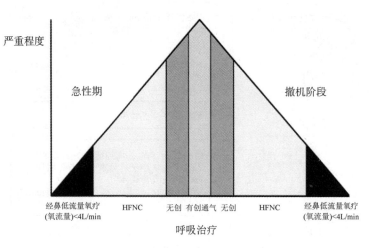

图 15.4　不同呼吸治疗方式的组合策略

第十六章　肺康复治疗

肺康复（pulmonary rehabilitation）是以患者健康状态的综合评估为基础，以预防各种能导致或延缓恢复、加重呼吸系统症状的诱因，或以改善呼吸系统症状为目的，通过各种非药物手段，包括运动、心理教育、宣教自我管理、消除诱因等，所确定的个体化综合管理措施。

对慢性肺病患者而言，肺康复治疗是一种已趋于成熟的多元化治疗，尤其是对 COPD 患者可能是最佳价－效比的医疗干预。它根据每个患者的具体情况，量体裁衣制订个体化治疗方案，但目前尚未在所有医疗中心开展。

推荐康复治疗的最短时间不少于 6 周。

一、目标

康复治疗虽不能治愈病人，但可以尽量缓解或控制慢性呼吸道疾病的症状及并发症，消除疾病遗留的功能障碍和心理影响，开展呼吸和运动锻炼，挖掘呼吸功能潜力，教育患者如何争取日常生活中的最大活动量，提高患者的生活质量，重建其生活自理能力，减少住院风险。

二、适应证和禁忌证

肺康复适用于所有稳定期慢性呼吸道疾病患者，如果病例选择恰当且康复治疗目标符合实际，则晚期患者也可获益。

（一）适应证

1. 呼吸系统疾病

慢阻肺、支气管哮喘、支气管扩张、肺间质疾病。

2. 神经肌肉疾病

脑卒中、脊髓损伤、运动神经元病。

3. 重症

机械辅助通气、呼吸机依赖。

4. 麻醉、围手术期

胸腹部手术。

5. 老年科

(二) 禁忌证

1. 严重精神紊乱

痴呆、器质性脑症状等。

2. 医学严重状态或不稳定

充血性心力衰竭、急性肺水肿、吸毒、明显肝功能异常、癌转移、残疾性脑卒中等。

三、呼吸康复治疗的内容 （见图 16.1）

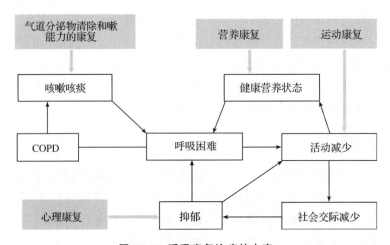

图 16.1 呼吸康复治疗的内容

呼吸康复处方的内容包括以下 6 方面。

（1）全身运动：上下肢体、躯干肌肉。

（2）咳嗽能力：呼吸肌肉的锻炼。

（3）气道分泌物的清除。

（4）营养康复。

（5）心理康复。

（6）去除病因和诱因。

呼吸康复方法的原则 4S 标准。

Simple：提供简单的康复治疗方法或技术。

Satisfy：病人对康复治疗方法满意。

Safe：康复方法安全。

Save：康复治疗能给政府节约医疗资源。

四、心理康复

一般慢性病引起伤残后心理上的变化可归纳为 4 种类型。

1. 怀疑

患病初期病人不相信自己疾病的严重性，更不相信会丧失劳动和生活能力，病轻时，不认真看病，直至病情严重才去找医生，而且不愿承认长期的咳嗽、咳痰、气短、吸烟等病史。此时应对病人进行亲切的劝告（心理治疗），让病人了解疾病相关的常识，并认真采取预防和治疗措施。

2. 悲观

认识到病情严重，又产生悲观失望，不敢参加社会活动，越发加重了主观症状和体力活动的困难。这种过分的反应又迫使医生过多地用药。用药多了患者又怕不良反应或花费过大，停停用用，加重了处理上的困难。医生应当取得病人和亲属的信任，教育病人正确执行花费不大的康复治疗。鼓励病人适当参加一定的社会活动。当康复治疗取得一定疗效后，病人的悲观、抑郁、孤独情绪即可克服。

3. 适应

病人已能正确面对事实，并认真执行康复计划和治疗措施，这样预后较好。实际上所有患者都会有相当惊人的潜在能力，只要给予正确的康复治疗，都会取得一定效果，改善生活质量，增加患者信心。

4. 坚强

病人恢复了信心，就应乘机根据病情，与患者友好协商后，拟定一个确实可行的康复计划（也可说是一个合同）。避免太繁杂、太费力、太费时间和太贵重的仪器的检查和治疗，否则也难以坚持。如病人日常活动已很多，便不需另定医疗体操。患者戒烟困难时不要操之过急，更不要训斥或吓唬病人，否则将失去病人的信任和合作。

实际工作中此 4 种情况常交叉存在，医生应根据具体情况，和病人及其亲属协商，共同拟定合理的康复计划，一定会取得效果的。

五、康复医疗措施

1. 预防感冒和慢性支气管炎发作

锻炼身体，增强抵抗力。也可试用一些免疫调节剂，如卡介苗提取物

（如斯奇康）、肺炎疫苗、流感疫苗等。感冒流行时避免外出。在中医指导下考虑用"扶正固本""冬病夏治"药物。

2. 家庭氧疗

慢性低氧血症患者，有条件时可用特制的"制氧仪"（一般氧枕、化学药物制氧器等产氧量很少，不能满足需要，桶装氧放在家里不安全，皆不宜长期用）在家长期吸入 1～2L/min 的氧，每天吸入 15h 以上，可以提高劳动能力和生活质量，延长寿命。

3. 排痰

如无心衰者可多饮水，稀化痰液，或试用一些祛痰药物和吸入支气管扩张剂等。无力咳出时可试用体位引流或采取有效咳嗽的方式（例如坐在床边，两腿下垂，手扶床边或桌上）。也可请家属用"空心拳"轻拍胸背。

4. 呼吸方式训练

（1）缩唇呼气法（图 16.2）。当病人呼气时将口唇缩小些，以延长呼气时间，增加口腔压力，压力传至末梢气道，避免小气道过早关闭而减少肺泡内"气陷"，减轻肺充气过度。此外，还可在练习后减少呼吸频率，增加潮气量，从而改善肺泡有效通气量。

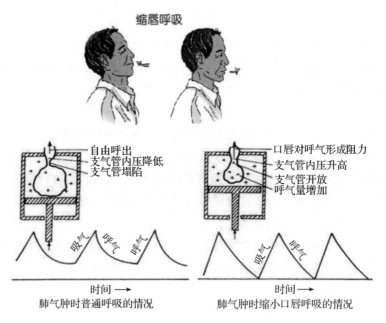

图 16.2 缩唇呼吸的示意图和原理

（2）腹式呼吸法（即膈肌运动锻炼，图 16.3）。肺气肿明显时胸廓饱满而难以扩张，呼吸幅度下降，只有增加膈肌活动度进行代偿呼吸。方法是平卧床上，一只手平放在上胸部，另一只手放在腹部脐周，让腹肌放松，平静缓慢地用膈肌舒和松进行腹式呼吸运动。吸气时腹部手感到向上抬，而胸部无明显移动感（呼气时腹移动相反）即证明是腹式呼吸。每天由数分钟起开始锻炼，逐步加长时间，久之便不自觉地习惯于腹式呼吸。有效的标志为：①呼吸频率下

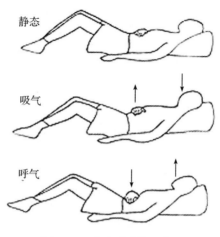

静态

吸气

呼气

图 16.3　腹式呼吸的示意图

降；②潮气量增加；③肺泡通气量增加；④功能残气量减少；⑤咳嗽咳痰能力增强。如患者胸片上见膈肌已降至最低限度，呈平坦而无弧形存在则此法无效。

（3）器械应用：有报告认为可用专门器械训练呼吸肌能力和耐力，也有用"体外电膈肌起搏仪"增加膈肌肌力者，可能有一定作用。但过度应用会加重膈肌疲劳。

5. 戒烟

戒烟是必要的，也是困难的。医生劝诫时要和颜悦色，才能取得病人的信任和合作。以下措施可能有所帮助：①和戒烟成功的朋友交谈一下；②避免接触那些爱劝人吸烟的人和环境；③有条件时可试用含少量尼古丁的戒烟膏药，以减轻戒烟的痛苦和吸烟的心理依赖；④有毅力者可逐渐减少吸烟数量，以减轻戒断症状（决心不大者此法无效）；⑤饮食热量要低，多吃水果蔬菜；⑥第 1 周多饮汤水以排除体内积累的尼古丁；⑦将家中、办公室的储存烟清除掉，吸烟的钱存入银行；⑧安排好生活、娱乐，有条件者可外出旅游 1 周；⑨有病时住院治疗是戒烟的最好机会；⑩认识到戒烟第 1 周最难过，只要坚持戒烟 1 周，即成功在望。

6. 营养支持

COPD 病人多伴有营养代谢障碍，加上长期生病、食欲缺乏、消化不良、进食可致低氧血症，食入高碳水化合物时产生的二氧化碳增多超过通气的能力等，更使营养不良、呼吸肌萎缩，导致肌无力。故应当补充均衡、全

面的营养，保证足够的热量、维生素、电解质和水分的平衡。

7. 体育锻炼

COPD 患者本身就缺氧，所以体育活动应当保证是在有氧状态下进行，不宜过分运动，致使运动后气喘吁吁、久久不能平静。应当量力而行、循序渐进，病重者可先在床上进行全身肌肉松弛锻炼，包括头颈、四肢、胸腹全身肌肉，分别活动。如尚能起床活动，可按体力情况练我国传统的"八段锦"、太极拳，或散步等。平时喜欢骑车者，仍可骑车代步，较远行时可省力气。

8. 生活方式

尽可能体力锻炼，以防肌肉萎缩，失去生活自理能力。睡前不宜做体操。常用物品如水杯、药品、台灯、卫生纸等要放在床边。室内要温暖适宜，被褥要轻、暖，衣服要宽松，毛衣要开胸式，淋浴要坐在凳子上，盆浴要低矮，方便出入，时间不宜过长，以防晕厥。平时培养一种娱乐项目，可以和他人交往，避免孤独。在床上也可做一些手工生产，既可消遣，又可增加点收入。按照医生的建议，储备些常用药物，如祛痰剂、支气管扩张剂、口服抗生素等。要记录其性能、用法、不良反应，保留好药物的说明书。一旦有痰量明显增加、变色或咳嗽性质变化，及早用药或去看医生。

六、慢阻肺急性加重期呼吸康复的策略

1. 评估

（1）吸空气的外周氧饱和度。

（2）评估最大下肢收缩、拱桥和拉伸起坐次数。

（3）下地活动：6min 原地提腿运动的次数。

（4）6min 步行距离。

（5）呼吸困难评分。

（6）生活质量评分。

（7）精神症状评分。

（8）营养（前白蛋白、白蛋白）、伴发病和并发症（肺动脉高压、冠心病、糖尿病、骨扫描、急性加重病因）。

（9）通气功能和血气分析。

2. 呼吸康复的内容：运动、呼吸操和咳嗽

（1）运动：床上运动：最多次数的空中踏车（图 16.4）、最多次数的拱桥、最多次数的拉伸起坐；下地运动：原地站立，原地踏步，个别可以无创

通气下进行。

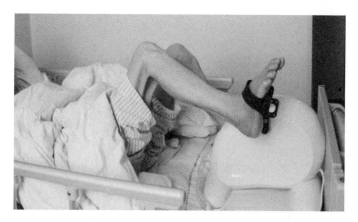

图 16.4 床上的康复运动

（2）呼吸操：用力吸鼻＋鼓腹，缩唇呼气＋缩腹。

（3）咳嗽：用力吸鼻＋鼓腹后，双手按压脐部＋弯腰＋咳嗽动作。

频率：每天 3 次康复。

强度、时间：根据病人耐受程度，循序渐进地进行。

3. 康复的管理

（1）避免交叉感染。

（2）统一运动方式，有利于康复效果的观察。

（3）以简单有效为前提。

（4）有广泛的可行性及教育性，不受空间、时间的影响。

（5）必须安全、利于监管和休息。

（6）定义中的可持续性。